实用护理实践与应用

洪小芬　主编

汕頭大學出版社

图书在版编目（CIP）数据

实用护理实践与应用 / 洪小芬主编. -- 汕头 ： 汕头大学出版社，2023.4

ISBN 978-7-5658-4999-2

Ⅰ．①实… Ⅱ．①洪… Ⅲ．①护理学－研究 Ⅳ.
①R47

中国国家版本馆CIP数据核字(2023)第061991号

实用护理实践与应用

SHIYONG HULI SHIJIAN YU YINGYONG

主　　编: 洪小芬

责任编辑: 黄洁玲

责任技编: 黄东生

封面设计: 中图时代

出版发行: 汕头大学出版社

　　　　　广东省汕头市大学路 243 号汕头大学校园内　　邮政编码: 515063

电　　话: 0754-82904613

印　　刷: 廊坊市海涛印刷有限公司

开　　本: 710 mm×1000 mm　　1/16

印　　张: 9.75

字　　数: 140 千字

版　　次: 2023 年 4 月第 1 版

印　　次: 2023 年 4 月第 1 次印刷

定　　价: 98.00 元

ISBN 978-7-5658-4999-2

《实用护理实践与应用》
编写委员会

主　编

洪小芬　上饶市立医院
李　晶　湖南省长沙市第四医院
范双莉　济源职业技术学院
刘玉婷　山东枣庄滕州市工人医院
余　倩　湖北省中西医结合院
何秀莲　德兴市人民医院

副主编

齐鹏飞　河北省眼科医院
张璐璐　河北省眼科医院
张　敏　淄博市中心医院
王晓会　石家庄第十三离职干部休养所
郑雪仙　福建莆田市第一医院
刘思捷　四川大学华西医院
艾婷婷　四川大学华西医院
蔡　珍　四川大学华西医院
段咏梅　新疆医科大学第一附属医院
贺文婷　福建厦门医学院附属第二医院
曹小宇　中国人民解放军陆军第八十集团军医院

编　委

陈　杨　四川大学华西医院
陈绍敏　四川大学华西医院
何孝孝　宁波大学附属第一医院
彭　琪　四川大学华西医院
张　林　常德市妇幼保健院
谢玲芳　浙江医院

目　录

第一章 医院感染的预防与控制

医院感染的预防与控制，是医院及其所有工作人员共同的责任，是保证医疗护理质量和医疗护理安全的重要内容。"消毒灭菌、手卫生、无菌技术、隔离技术、合理使用抗生素和消毒灭菌效果的监测"是目前预防与控制医院感染的关键措施，这些措施的实施与护理工作密切相关。因此，落实预防与控制医院感染的各项措施、标准和规范，加强医院感染管理中的护理管理具有十分重要的意义。

第一节 医院感染

医院感染是指在医院内或在医疗活动中获得的一类特殊形式的感染性疾病，其发生与诊疗护理活动相依并存，存在不可避免的因素，制约着医疗护理质量的提升，威胁着医院人群的健康和生命安全。因此，必须健全医院感染管理机构和制度，提高医院各类人员对医院感染的认识，加强对医院感染的控制和监测，确保预防和控制医院感染措施的有效顺利执行。

一、医院感染的概念与分类

医院感染的定义、诊断与分类随着人们对医院感染认识的不断深入、预防和控制医院感染措施的进一步发展，而不断地演变与完善。

（一）医院感染的概念

医院感染又称医院获得性感染、医疗相关感染。广义地讲，任何人在医院活动期间由于遭受病原体侵袭而引起的诊断明确的感染均称为医院感染。由于门急诊病人、陪护人员、探视人员及其他流动人员在医院内停留时间相对短暂，常常难以确定其感染是否来自医院，所以医院感染的对象主要为住院病人。

医院感染的确定主要依据临床诊断，同时需力求做出病原学诊断。医院感染的诊断标准：①无明确潜伏期的感染，入院 48 小时后发生的感染；②有明确潜伏期的感染，自入院起超过平均潜伏期后发生的感染；③本次感染直接与上次住院有关；④在原有感染基础上出现其他部位新的感染（慢性感染的迁徙病灶除外），或在已知病原体基础上又分离出新的病原体（排除污染和原来的混合感染）的感染；⑤新生儿在分娩过程中和产后获得的感染；⑥由于诊疗措施激活的潜在性感染，如疱疹病毒、结核杆菌等的感染；⑦医务人员在医院工作期间获得的感染。

医院感染的排除标准：①皮肤黏膜开放性伤口只有细菌定植而无炎症表现；②由于创伤或非生物性因子刺激而产生的炎症表现；③新生儿经胎盘获得（出生后 48 小时内发病）的感染，如单纯疱疹、弓形体病等；④病人原有的慢性感染在医院内急性发作。

（二）医院感染的分类

医院感染可按病原体的来源、感染病原体的种类等方法分类。

1. 按病原体的来源分类

（1）内源性医院感染：内源性医院感染又称自身医院感染，指各种原因引起的病人在医院内遭受自身固有病原体侵袭而发生的医院感染。病原体来自病人自身，为病人体内或体表的常居菌或暂居菌，正常情况下不致病，只有当它们与人体之间的平衡在一定条件下被打破时，才成为条件致病菌而造成各种内源性感染。

（2）外源性医院感染：又称交叉感染，指各种原因引起的病人在医院内遭受非自身固有病原体侵袭而发生的医院感染。病原体来自病人身体以外的个体或环境，通过直接或间接的途径，导致病人发生感染。

2. 按感染病原体的种类分类

可将医院感染分为细菌感染、真菌感染、病毒感染、支原体感染、衣原体感染、立克次体感染、放线菌感染、螺旋体感染及寄生虫感染等。目前引起医院感染的病原体以细菌和真菌为主。每一类感染又可根据病原体的具体名称分类，如铜绿假单胞菌感染、白假丝酵母菌感染、柯萨奇病毒感染、肺炎支原体感染、沙眼衣原体感染、羌虫病立克次体感染、阿米巴原虫感染等。

二、医院感染发生的原因

医院感染的发生与个体自身的免疫功能状况、现代诊疗技术的应用和医院感染管理体制等密切相关。

（一）机体自身因素

主要包括机体的生理因素、病理因素及心理因素，这些因素可使个体抵抗力下降、免疫功能受损，从而导致医院感染的发生。

1. 生理因素

包括年龄、性别等。婴幼儿和老年人医院感染发生率高，主要原因为婴幼儿尤其是低体重儿、早产儿等自身免疫系统发育不完善、防御功能低下；老年人脏器功能衰退、抵抗力下降。医院感染是否因性别不同而存在差异，目前尚无定论。但在女性特殊生理时期如月经期、妊娠期、哺乳期时，个体敏感性增加，抵抗力下降，是发生医院感染的高危时期；而且某些部位的感染存在性别差异，如泌尿道感染女性多于男性。

2. 病理因素

由于疾病使病人对病原微生物的抵抗力降低，如恶性肿瘤、血液病、糖尿病、肝脏疾病等造成个体自身抵抗力下降；皮肤或黏膜的损伤，局部缺血，伤口内有坏死组织、异物、血肿、渗出液积聚等均有利于病原微生物的生长繁殖，易诱发感染。个体的意识状态也会影响医院感染的发生，如昏迷或半昏迷病人易发生误吸而引起吸入性肺炎。

3. 心理因素

个体的情绪、主观能动性、暗示作用等在一定程度上可影响其免疫功能和抵抗力。如病人情绪乐观、心情愉快、充分调动自己的主观能动性可以提高个体的免疫功能，从而减少医院感染的机会。

(二) 机体外在因素

主要包括医院工作人员的诊疗活动、医院环境和医院感染管理体制等，这些因素可为医院感染的发生创造条件。

1. 诊疗活动

现代诊疗技术和相应的药物应用对医学的发展具有强大的推动作用，然而它们在造福人类健康的同时，也增加了医院感染的危险性。

(1) 侵袭性操作：各种侵袭性诊疗技术的应用与推广，如器官移植、中心静脉插管、气管插管、血液净化、机械通气等破坏了机体皮肤和黏膜的屏障功能，损害了机体的防御系统，把致病微生物带入机体或为致病微生物入侵机体创造了条件，从而导致医院感染。

(2) 放疗、化疗、免疫抑制剂应用：恶性肿瘤病人通过放疗、化疗杀灭肿瘤细胞的同时，对机体正常细胞也造成一定程度的损伤，降低了机体的防御功能和免疫系统功能，为医院感染创造条件。皮质激素、各种免疫抑制剂的使用改变了机体的防御状态，对免疫系统甚至起破坏作用，增加了对感染的易感性。

(3) 抗菌药物使用：治疗过程中不合理使用抗菌药物，如无适应证的预防性用药、术前用药时间过早、术后停药过晚、用药剂量过大或联合用药过多等，均易破坏体内正常菌群，导致耐药菌株增加、菌群失调和二重感染。由于抗菌药物滥用引起的医院感染，其病原体多以条件致病微生物和多重耐药细菌为主。

2. 医院环境

医院是各类病人聚集的场所，其环境易受各种病原微生物的污染。如某些建筑布局不合理会增加医院空气中病原微生物的浓度，医疗器械等未按规定进行消毒灭菌等，均会增加发生医院感染的概率。而且医院内居留愈久的病原体，其耐药、变异，病原微生物的毒力和侵袭性愈强，常成为医院感染的共同来源或成为持续存在的流行菌株。

3. 医院感染管理机制

医院感染管理制度不健全；医院感染管理资源不足，投入缺乏；医院领导和医院工作人员缺乏医院感染的相关知识，对医院感染的严重性认识不足、重视不够、制度执行不严格、监管不到位等都会影响医院感染的发生。

三、医院感染发生的条件

感染源、传播途径和易感宿主是医院感染发生的三个要素，三者同时存在并互相联系，就构成了感染链，缺少或切断任一要素，将不会发生医院感染。

（一）感染源

感染源又称病原微生物贮源，指病原体自然生存、繁殖并排出的宿主（人或动物）或场所。主要分为两类：

1. 内源性感染源

病原微生物来源于病人本人。病人身体某些特定部位（皮肤、泌尿生殖道、胃肠道、呼吸道及口腔黏膜等）的常居菌或暂居菌，或来自外部环境并定植在这些部位的正常菌群，以及身体其他部位感染的病原微生物，在个体的抵抗力下降、菌群易位或菌群失调时，成为内源性医院感染的重要来源。既可导致自身感染，也具有传播他人的能力。

2. 外源性感染源

病原微生物来源于病人之外的宿主或医院环境。主要包括：

（1）已感染的病人及病原携带者：病原微生物侵入人体所引起的感染可表现为有临床症状的病人或无症状的病原携带者。已感染的病人是最重要的感染源，一方面病人不断排出大量病原微生物，另一方面排出的病原微生物致病力强，常具有耐药性，并且容易在另一易感宿主体内定植。病原携带者（包括携带病原体的病人、医院工作人员和探陪人员）是医院感染中另一重要感染源，其临床意义重大，一方面病原微生物不断生长繁殖并经常排出体外，另一方面携带者本身因无自觉症状而常常被忽视。

（2）环境贮源：医院的空气、水源、设备、器械、药品、食品以及垃圾等容易受各种病原微生物的污染而成为感染源，如铜绿假单胞菌、沙门菌等兼有腐生特性的革兰阴性菌可在潮湿的环境或液体中存活并繁殖达数月以上，金黄色葡萄球菌、肺炎链球菌等革兰阳性菌可在医院干燥的环境物体表面存活多日，但由于不能繁殖其致病力可随时间的延长而降低。

（3）动物感染源：各种动物如鼠、蚊、蝇、蟑螂、蜱、螨等都可能感染或携带病原微生物而成为动物感染源。

（二）传播途径

传播途径指病原体从感染源传播到易感宿主的途径。医院感染的发生可有一种或多种传播途径，主要包括：

1. 接触传播

指病原体通过手、媒介物直接或间接接触导致的传播，是医院感染中最常见也是最重要的传播方式之一。

（1）直接接触传播：感染源直接将病原微生物传播给易感宿主，如母婴间风疹病毒、巨细胞病毒、艾滋病病毒等传播感染；病人之间、病人与其他人员（包括医院工作人员、探陪者）之间、医院工作人员之间，都可通过手的直接接触而感染病原体。内源性医院感染中病人既是感染源，也是易感宿主，由于微生态环境改变所导致的自身感染，也属于自身直接接触传播。

（2）间接接触传播：感染源排出的病原微生物通过媒介传播给易感宿主。①最常见的传播媒介是医院工作人员的手，因为手经常接触病人及其感染性物质、污染物品，很容易再经接触将病原体传播给其他病人、医院工作人员或物品；②因各种诊疗活动如侵袭性诊治器械和设备、血液及血制品、药品及药液而引起的传播，如呼吸机相关性肺炎、输血导致的病毒性肝炎、静脉高营养液污染后引起的菌血症；③因医院水源或食物被病原微生物污染而引起的传播，如脊髓灰质炎、霍乱、狂犬病。病原体通过饮水源、食物进行传播常可导致医院感染暴发流行。

2. 空气传播

指带有病原微生物的微粒子（≤5 μm）以空气为媒介，远距离（>1 m）随气流流动而导致的疾病传播。常见的主要经空气传播的疾病包括专性经空气传播疾病（如开放性肺结核）和优先经空气传播疾病（如麻疹和水痘）。

3. 飞沫传播

指带有病原微生物的飞沫核（>5 μm）在空气中短距离（1 m内）移动到易感人群的口、鼻黏膜或眼结膜等导致的传播。病人伤口脓液、排泄物、皮肤鳞屑等传染性物质，病人在咳嗽、打喷嚏、谈笑时从口、鼻腔喷出的小液滴，医务人员进行某些诊疗操作时产生的液体微粒，由于在空气中悬浮时间不长即降落于地面或物体表面，只能近距离地传播给周围的密切接触者。常见的主要通过飞沫传播的疾病有：猩红热、百日咳、白喉、急性传染性非典型肺炎（SARS）、流行性脑脊髓膜炎、肺鼠疫等。

4. 其他途径

通过动物携带病原微生物而引起的生物媒介传播。病原体在动物中感染、繁殖并传播，通过接触、叮咬、刺蜇、注毒、食入等方式使易感宿主致病。如鼠疫杆菌主要通过鼠蚤叮咬致人感染而发生鼠疫，其次还可由于宰杀感染动物后经由破损伤口侵入或吸入含菌气溶胶导致感染。

（三）易感宿主

易感宿主指对某种疾病或传染病缺乏免疫力的人。如将易感者作为一个总体，则称为易感人群。医院是易感人群相对集中的地方，易发生感染且感染容易流行。

病原体传播到宿主后是否引起感染主要取决于病原体的毒力和宿主的易感性。病原体的毒力取决于其种类和数量，而宿主的易感性取决于病原体的定植部位和宿主的防御功能。医院感染常见的易感人群主要有：①婴幼儿及老年人；②机体免疫功能严重受损者；③接受各种免疫抑制剂治疗者；④不合理使用抗生素者；⑤接受各种侵入性诊疗操作者；⑥营养不良者；⑦手术时间长或住院时间长者；⑧精神状态差，缺乏主观能动性者。

四、医院感染的预防与控制

为保障医疗安全、提高医疗质量，各级各类医院应建立医院感染管理责任制。医院感染的预防与控制属于一项系统工程，需要统一协调管理，领导重视是做好医院感染管理工作的前提，各职能部门的配合支持关系到医院感染控制系统能否正常运转，专职人员的水平决定着医院感染管理工作的成效。

（一）建立医院感染管理体系，加强感染管理监控

医院感染管理机构应有独立完整的体系，《医院感染管理办法》规定：住院床位总数在100张以上的医院通常设置三级管理组织，即医院感染管理委员会、医院感染管理科、各科室医院感染管理小组；住院床位总数在100张以下的医院应当指定分管医院感染管理工作的部门，其他医疗机构应当有医院感染管理专（兼）职人员。

1. 医院感染管理委员会

医院感染管理委员会系医院感染管理的最高组织机构和决策机构，负责制定本医疗机构医院感染管理计划及医院感染防控总体方案，并对医院感染管理工作进行监督和评价。其成员由医院感染管理部门、医务部（或医务科）、护理部、临床科室、消毒供应室、手术室、临床检验部门、药事管理部门、设备管理部门、后勤管理部门及其他有关部门的主要负责人组成，主任委员由医院院长或者主管医疗工作的副院长担任。

2. 医院感染管理科

医院感染管理科肩负着管理和专业技术指导双重职责的职能科室。在医院领导和医院感染管理委员会的领导下行使管理和监督职能，对医院感染相关事件的处理进行专业技术指导的业务职能。需配备满足临床需要的专（兼）职人员来具体负责医院感染的预防与控制，负责人为高级专业技术职称。

3. 各科室医院感染管理小组

各科室医院感染管理小组是医院感染管理三级组织的"一线"力量，是医院感染管理制度和防控措施的具体实践者。小组成员包括医生和护理人员，通常由科主任或主管副主任、护士长、病房医生组长、护理组长组成，在科主任领导下开展工作。

（二）健全各项规章制度，依法管理医院感染

依照国家卫生行政部门颁发的法律法规、规范及标准来健全医院感染各项管理制度，建立和完善医院感染监测网络，建立健全医院感染暴发流行应急处置预案，做好医院感染的预防、日常管理和处理。

发现医院感染病例或疑似病例，及时进行病原学检查及药敏试验，查找感染源、感染途径，控制蔓延，积极治疗病人，隔离其他病人，并及时准确地报告感染管理科，协助调查。发现法定传染病，按《传染病防治法》中有关规定报告。

（三）落实医院感染管理措施并开展持续质量改进，切断感染链

依据预防和控制医院感染的法律法规、标准规范，结合具体的工作过程，落实医院感染管理措施，制定相应的标准操作规程，开展医院感染管理措施的持续质量改进，不断寻找易感因素、易感环节、易感染部位，采取有效的干预措施，切实做到控制感染源、切断传播途径、保护易感人群。

具体措施主要包括：医院环境布局合理，二级以上医院必须建立规范合格的感染性疾病科；加强重点部门如 ICU、手术室、母婴同室病房、消毒供应室、导管室、门诊和急诊等的消毒隔离；做好清洁、消毒、灭菌及其效果监测；加强抗菌药物临床使用和耐药菌监测管理；加强一次性医疗用品的监测管理；开展无菌技术、手卫生、隔离技术的监督监测；加强重点环节的监测如各种内镜、牙钻、接触血及血制品的医疗器械、医院污水、污物的处理等；严格探视与陪护制度、对易感人群实施保护性隔离，加强主要感染部位如呼吸道、手术切口等的感染管理。

（四）加强医院感染教育，督促各级人员自觉预防与控制医院感染

重视医院感染管理学科的建设，建立专业人才培养制度，充分发挥医院感染专业技术人员在预防和控制医院感染工作中的作用。

卫生行政部门应当建立医院感染专业人员岗位规范化培训和考核制度，加强继续教育，及时引入医院感染管理新理念，提高医院感染专业人员的业务技术水平；医疗机构应当制定对本机构工作人员的培训计划，对全体工作人员进行医院感染相关法律法规、医院感染管理相关工作规范和标准、专业技术知识的培训；医院感染专业人员应当具备医院感染预防与控制工作的专业知识，并能够承担医院感染管理和业务技术工作。

医务人员应当掌握与本职工作相关的医院感染预防与控制方面的知识，落实医院感染管理规章制度、工作规范和要求，严格执行标准预防制度，重视职业暴露的防护。工勤人员应当掌握有关预防和控制医院感染的基础卫生学和消毒隔离知识，并在工作中正确运用。

第二节　清洁、消毒和灭菌

清洁、消毒、灭菌是预防与控制医院感染的关键措施之一。

清洁：指去除物体表面有机物、无机物和可见污染物的过程。适用于各类物体表面，也是物品消毒、灭菌前的必要步骤。常用的清洁方法包括：水洗、清洁剂或去污剂去污、机械去污、超声清洗等。

清洗：指去除诊疗器械、器具和物品上污物的全过程，分为手工清洗和机械清洗，流程包括冲洗、洗涤、漂洗和终末漂洗。

消毒：指清除或杀灭传播媒介上病原微生物，使其达到无害化的处理。能杀灭传播媒介上的微生物并达到消毒要求的制剂称为消毒剂。

灭菌：指杀灭或清除医疗器械、器具和物品上一切微生物的处理，并达到灭菌保证水平的方法。灭菌保证水平是灭菌处理单位产品上存在活微生物的概率，通常表示为 10^{-6} 即经灭菌处理后在一百万件物品中最多只允许一件物品存在活微生物。

一、消毒灭菌的方法

常用的消毒灭菌方法有两大类：物理消毒灭菌法和化学消毒灭菌法。物理消毒灭菌法是利用物理因素如热力、辐射、过滤等清除或杀灭病原微生物的方法；化学消毒灭菌法是采用各种化学消毒剂来清除或杀灭病原微生物的方法。

（一）物理消毒灭菌法

1. 热力消毒灭菌法

主要利用热力使微生物的蛋白质凝固变性、酶失活、细胞膜和细胞壁发生改变而导致其死亡，达到消毒灭菌的目的。热力消毒灭菌法是效果可靠、使用最广泛的方法，分干热法和湿热法两类。干热法由空气导热，传热较慢；湿热法由空气和水蒸气导热，传热较快，穿透力强。相对于干热法消毒灭菌，湿热法所需的时间短，温度低。

（1）干热法。

①燃烧法：是一种简单、迅速、彻底的灭菌方法。

②干烤法：利用专用密闭烤箱进行灭菌。适用于耐热、不耐湿、蒸汽或气体不能穿透物品的灭菌，如油剂、粉剂、金属和玻璃器皿等的灭菌。

（2）湿热法。

①压力蒸汽灭菌法：是热力消毒灭菌法中效果最好的一种方法，在临床应用广泛。主要利用高压饱和蒸汽的高热所释放的潜热灭菌。适用于耐热、耐湿类诊疗器械、器具和物品的灭菌，不能用于油类和粉剂的灭菌。根据排放冷空气的方式和程度不同，将压力蒸汽灭菌器分为下排气式压力蒸汽灭菌器和预排气压力蒸汽灭菌器两大类。根据灭菌时间的长短，压力蒸汽灭菌程序分为常规和快速两种。

②煮沸消毒法：是应用最早的消毒方法之一，也是家庭常用的消毒方法。在1个标准大气压下，水的沸点是 100 ℃，煮沸 5～10 分钟可杀灭细菌繁殖体，煮沸 15 分钟可杀灭多数细菌芽孢，某些热抗力极强的细菌芽孢需煮沸更长时间，如肉毒芽孢需煮沸 3 小时才能杀灭。煮沸消毒法简单、方便、经济、实用，适用于金属、搪瓷、玻璃和餐饮具或其他耐湿、耐热物品的消毒。

③其他：除压力蒸汽灭菌法和煮沸消毒法外，湿热消毒还可选择低温蒸汽消毒法和流动蒸汽消毒法。低温蒸汽消毒法是用较低温度杀灭物品中的病原菌或特定微生物，可用于不耐高热的物品如内镜、塑料制品等的消毒。

2. 辐射消毒法

主要利用紫外线或臭氧的杀菌作用，使菌体蛋白质光解、变性而致细菌死亡。

（1）日光暴晒法：利用日光的热、干燥和紫外线作用达到消毒效果。常用于床垫、被服、书籍等物品的消毒。将物品放在直射阳光下暴晒 6 小时，并定时翻动，使物品各面均能受到日光照射。

（2）紫外线消毒法：紫外线属于波长在 100～400 nm 的电磁波，消毒使用的 C 波紫外线波长为 250～270 nm，其中杀菌作用最强的为 253.7 nm。紫外线可杀灭多种微生物，包括杆菌、病毒、真菌、细菌繁殖体、芽孢等。

目前常用的紫外线灯有普通直管热阴极低压汞紫外线消毒灯、高强度紫外线消毒灯、低臭氧紫外线消毒灯和高臭氧紫外线消毒灯四种；紫外线消毒器是采用臭氧紫外线杀菌灯制成的，主要包括紫外线空气消毒器、紫外线表面消毒器、紫外线消毒箱三种。

（3）臭氧消毒法：臭氧在常温下为强氧化性气体，是一种广谱杀菌剂，可杀灭细菌繁殖体、病毒、芽孢、真菌，并可破坏肉毒杆菌毒素。主要用于空气、水及物品表面的消毒。

3. 电离辐射灭菌法

利用放射性核素 ^{60}Co 发射高能 γ 射线或电子加速器产生的 β 射线进行辐射灭菌，电离辐射作用可分为直接作用和间接作用。直接作用指射线的能量直接破坏微生物的核酸、蛋白质和酶等；间接作用指射线的能量先作用于水分子，使其电离，电离后产生的自由基再作用于核酸、蛋白质、酶等物质。

电离辐射灭菌法适用于不耐热的物品如一次性医用塑料制品、食品、药品和生物制品等在常温下的灭菌，故又称"冷灭菌"。

4. 过氧化氢等离子体灭菌法

在特定的电场内，过氧化氢气体发生电离反应，形成包括正电氢离子和自由电子（氢氧电子和过氧化氢电子）等的低密度电离气体云，具有很强的杀菌作用。适用于不耐热、不耐湿的诊疗器械如电子仪器、光学仪器等的灭菌。

5. 微波消毒法

微波是一种频率高、波长短、穿透力强的电磁波，一般使用的频率是 2450 MHz。在电磁波的高频交流电场中，物品中的极性分子发生极化进行高速运动，并频繁改变方向，互相摩擦，使温度迅速上升，达到消毒作用。

微波可以杀灭包括芽孢在内的所有微生物，常用于餐饮具的消毒。

6. 机械除菌法

指用机械的方法，如冲洗、刷、擦、扫、抹、铲除或过滤等以除掉物品表面、水中、空气中及人畜体表的有害微生物，减少微生物数量和引起感染的机会。常用层流通风和过滤除菌法。层流通风主要使室外空气通过孔隙小于 0.2 μm 的高效过滤器以垂直或水平两种气流呈流线状流入室内，再以等速流过房间后流出。过滤除菌是将待消毒的介质，通过规定孔径的过滤材料，去除气体或液体中的微生物，但不能将微生物杀灭。

（二）化学消毒灭菌法

凡不适用于物理消毒灭菌的物品，都可以选用化学消毒灭菌法，如对病人的皮肤、黏膜、排泄物及周围环境、光学仪器、金属锐器以及某些塑料制品的消毒。化学消毒灭菌法能使微生物的蛋白凝固变性、酶蛋白失去活性、或能抑制微生物的代谢、生长和繁殖。能杀灭传播媒介上的微生物使其达到消毒或灭菌要求的化学制剂称为化学消毒剂。

1. 理想的化学消毒剂应具备的条件

杀菌谱广；有效浓度低；性质稳定；作用速度快；作用时间长；易溶于水；可在低温下使用；不易受有机物、酸、碱及其他物理、化学因素的影响；无刺激性和腐蚀性；不引起过敏反应；无色、无味、无臭、毒性低且使用后易于去除残留药物；不易燃烧和爆炸；用法简便、价格低廉、便于运输等。

2. 化学消毒剂的种类

各种化学消毒剂按其消毒效力可分为四类。

（1）灭菌剂：能杀灭一切微生物（包括细菌芽孢），并达到灭菌要求的化学制剂。如戊二醛、环氧乙烷等。

（2）高效消毒剂：能杀灭一切细菌繁殖体（包括分枝杆菌）、病毒、真菌及其孢子等，对细菌芽孢也有一定杀灭作用的化学制剂。如过氧化氢、部分含氯消毒剂等。

（3）中效消毒剂：能杀灭分枝杆菌、真菌、病毒及细菌繁殖体等微生物的化学制剂。如醇类、碘类、部分含氯消毒剂等。

（4）低效消毒剂：能杀灭细菌繁殖体和亲脂病毒的化学制剂。如酚类、胍类、季铵盐类消毒剂等。

3. 化学消毒剂的使用原则

（1）合理使用，能不用时则不用，必须用时尽量少用。

（2）根据物品的性能和各种微生物的特性选择合适的消毒剂。

（3）严格掌握消毒剂的有效浓度、消毒时间及使用方法。

（4）消毒剂应定期更换，易挥发的要加盖，并定期检测，调整浓度。

（5）待消毒的物品必须先清洗、擦干。

（6）消毒剂中不能放置纱布、棉花等物，以防降低消毒效力。

（7）消毒后的物品在使用前须用无菌水冲净，以避免消毒剂刺激人体组织。

（8）熟悉消毒剂的毒副作用，做好工作人员的防护。

4. 化学消毒剂的使用方法

（1）浸泡法：将被消毒的物品清洗、擦干后浸没在规定浓度的消毒液内一定时间的消毒方法。浸泡前要打开物品的轴节或套盖，管腔内要灌满消毒液。浸泡法适用于大多数物品。

（2）擦拭法：蘸取规定浓度的化学消毒剂擦拭被污染物品的表面或皮肤、黏膜的消毒方法。一般选用易溶于水、穿透力强、无显著刺激性的消毒剂。

（3）喷雾法：在规定时间内用喷雾器将一定浓度的化学消毒剂均匀地喷洒于空间或物品表面进行消毒的方法。常用于地面、墙壁、空气、物品表面的消毒。

（4）熏蒸法：在密闭空间内将一定浓度的消毒剂加热或加入氧化剂，使其产生气体在规定的时间内进行消毒灭菌的方法。如手术室、换药室、病室的空气消毒以及精密贵重仪器、不能蒸煮、浸泡物品的消毒。

二、医院清洁、消毒、灭菌工作

医院清洁、消毒、灭菌工作是指根据一定的规范、原则对医院环境、各类用品、病人分泌物及排泄物等进行处理的过程，其目的是尽最大可能地减少医院感染的发生。

（一）消毒、灭菌方法的分类

根据消毒因子的浓度、强度、作用时间和对微生物的杀灭能力，可将消毒灭菌方法分为四个作用水平：

1. 灭菌法

杀灭一切微生物包括细菌芽孢以达到灭菌保证水平的方法。包括热力灭菌、电离辐射灭菌等物理灭菌法，以及采用戊二醛、环氧乙烷、甲醛等灭菌剂在规定条件下，以合适的浓度和有效的作用时间进行的化学灭菌方法。

2. 高水平消毒法

杀灭一切细菌繁殖体包括分枝杆菌、病毒、真菌及其孢子和绝大多数细菌芽孢的方法。包括臭氧消毒法、紫外线消毒法，以及含氯制剂、碘酊、过氧化物、二氧化氯等以及能达到灭菌效果的化学消毒剂在规定条件下，以合适的浓度和有效的作用时间进行消毒的方法。

3. 中水平消毒法

杀灭除细菌芽孢以外的各种病原微生物包括分枝杆菌的方法。包括煮沸消毒法以及碘类（碘伏等）、醇类和氯己定的复方、醇类和季铵盐类的化合物的复方、酚类等消毒剂，以合适的浓度和有效的作用时间进行的化学灭菌方法。

4. 低水平消毒法

只能杀灭细菌繁殖体（分枝杆菌除外）和亲脂病毒的消毒方法。包括通风换气、冲洗等机械除菌法和苯扎溴铵、氯己定等化学消毒方法。

（二）消毒、灭菌方法的选择原则

医院清洁、消毒、灭菌工作应严格遵守工作程序。重复使用的诊疗器械、器具和物品，使用后应先清洁，再进行消毒或灭菌；被朊毒体、气性坏疽及突发不明原因的传染病病原体污染的诊疗器械、器具和物品应先消毒，再按常规清洗消毒灭菌。

1. 根据物品污染后导致感染的风险高低选择相应的消毒或灭菌方法

根据医疗器械污染后使用所致感染的危险性大小及在病人使用前的消毒或灭菌要求，将医疗器械分为三类，又称斯伯尔丁分类法：

（1）高度危险性物品：进入人体无菌组织、器官、脉管系统，或有无菌体液从中流过的物品，或接触破损皮肤、破损黏膜的物品，一旦被微生物污染，具有极高感染风险。如手术器械、穿刺针、腹腔镜、活检钳、脏器移植物等。高度危险性物品使用前必须灭菌。

（2）中度危险性物品：与完整黏膜相接触，而不进入人体无菌组织、器官和血流，也不接触破损皮肤、破损黏膜的物品。如胃肠道内镜、气管镜、喉镜、体温表、呼吸机管道、压舌板等。中度危险性物品使用前应选择高水平或中水平消毒方法，菌落总数应<20 CFU/件，不得检出致病性微生物。重复使用的氧气湿化瓶、吸引瓶、婴儿暖箱水瓶以及加温加湿罐等宜采用高水平消毒。

（3）低度危险性物品：与完整皮肤接触而不与黏膜接触的器材，包括生活卫生用品和病人、医务人员生活和工作环境中的物品。如听诊器、血压计等；病床围栏、床面以及床头柜、被褥；墙面、地面；痰盂和便器等。低度危险性物品使用前可选择中、低水平消毒法或保持清洁；遇有病原微生物污染，针对所污染的病原微生物种类选择有效的消毒方法。低度危险性物品的菌落总数应≤200 CFU/件，不得检出致病性微生物。

2. 根据物品上污染微生物种类、数量选择消毒或灭菌方法

（1）对受到致病菌芽孢、真菌孢子、分枝杆菌和经血传播病原体污染的物品，选用灭菌法或高水平消毒法。

（2）对受到真菌、亲水病毒、螺旋体、支原体、衣原体等病原微生物污染的物品，选用中水平以上的消毒法。

（3）对受到一般细菌和亲脂病毒等污染的物品，可选用中水平或低水平消毒法。

（4）杀灭被有机物保护的微生物时，或消毒物品上微生物污染特别严重时，应加大消毒剂的剂量和（或）延长消毒时间。

3. 根据消毒物品的性质选择消毒或灭菌方法

既要保护物品不被破坏，又要使消毒方法易于发挥作用。

（1）耐热、耐湿的诊疗器械、器具和物品，应首选压力蒸汽灭菌法；耐热的玻璃器材、油剂类和干粉类物品等应首选干热灭菌法。

（2）不耐热、不耐湿的物品，宜采用低温灭菌法，如环氧乙烷、过氧化氢低温等离子体灭菌或低温甲醛蒸汽灭菌等。

（3）金属器械的浸泡灭菌，应选择腐蚀性小的灭菌剂，同时注意防锈。

（4）物品表面消毒时，应考虑到表面性质：光滑表面可选择紫外线消毒器近距离照射，或用化学消毒剂擦拭；多孔材料表面宜采取浸泡或喷雾消毒法。

4. 根据是否有明确感染源选择消毒类型

（1）预防性消毒：指在未发现明确感染源的情况下，为预防感染的发生对可能受到病原微生物污染的物品和场所进行的消毒。例如医院的医疗器械灭菌，诊疗用品的消毒，餐具的消毒和一般病人住院期间和出院后进行的消毒等。

（2）疫源地消毒：指对疫源地内污染的环境和物品的消毒，包括随时消毒和终末消毒。①随时消毒指疫源地内有传染源存在时进行的消毒，目的是及时杀灭或去除传染源所排出的病原微生物。应根据现场情况随时进行，消毒合格标准为自然菌的消亡率≥90%。②终末消毒指传染源离开疫源地后进行的彻底消毒。可以是传染病病人住院、转移或死亡后，对其住所及污染物品进行的消毒；也可以是传染病病人出院、转院或死亡后，对病室进行的最后一次消毒。应根据消毒对象及其污染情况选择适宜的消毒方法，要求空气或物体表面消毒后自然菌的消亡率≥90%，排泄物、分泌物或被污染的血液等消毒后不应检出病原微生物标或目标微生物。

（三）医院日常的清洁、消毒、灭菌

清洁、消毒、灭菌工作贯穿于医院日常的诊疗护理活动和卫生处理工作中。根据工作内容，分为以下几类：

1. 医院环境清洁、消毒

医院环境常被病人、隐性感染者或带菌者排出的病原微生物所污染，成为感染的媒介，其清洁与消毒是控制医院感染的基础。医院环境要清洁，及时清除垃圾，做到无低洼积水、无蚊蝇滋生地、无灰尘、无蛛网、无蚊蝇、窗明几净。医院环境表面日常清洁消毒遵循先清洁再消毒的原则；发生感染暴发或者环境表面检出多重耐药菌，需实施强化清洁与消毒。

（1）环境空气：从空气消毒的角度将医院环境分为四类，根据类别采用相应的消毒方法，如采用空气消毒剂，需符合《空气消毒剂卫生要求》（GB 27948—2011）规定。

（2）环境表面：环境物品表面、地面应保持清洁，不得检出致病性微生物。如无明显污染，采用湿式清洁；如受到肉眼可见污染时应及时清洁、消毒。

2. 被服类清洁、消毒

包括全院病人衣服和床上用品、医务人员的工作服帽和值班棚艮的清洗消毒，主要在洗衣房进行。间接接触病人的被芯、枕芯、被褥、床垫、病床围帘等，应定期清洗与消毒；遇污染应及时更换、清洗与消毒。直接接触病人衣服和床单、被套、枕套等，应一人一更换，住院时间长者每周更换，遇污染及时更换。更换后的用品应及时清洗与消毒，消毒方法合法、有效。

3. 饮水、茶具、餐具和洁具等清洁、消毒

①饮水符合国家饮用水标准，细菌总数 <100 个/ mL，大肠杆菌数

<3 个/1000 mL；②病人日常使用的茶具、餐具要严格执行一洗，二涮，三冲，四消毒，五保洁的工作程序，消毒处理后要求清洁、干爽、无油垢，不油腻，无污物，不得检出大肠杆菌、致病菌和 HBsAg；③重复使用的痰杯、便器等分泌物和排泄物盛具需清洗、消毒后干燥备用；④抹布、地巾、拖布（头）等洁具应分区使用，清洗后再浸泡消毒 30 分钟，冲净消毒液后干燥备用；推荐使用脱卸式拖头。

4. 皮肤和黏膜消毒

皮肤和黏膜是人体的防御屏障，其表面有一定数量的微生物，其中有一些是致病性微生物或条件致病菌。

（1）皮肤消毒：指杀灭或清除人体皮肤上的病原微生物并达到消毒要求。用于皮肤消毒的化学制剂符合相应要求，通常使用擦拭法，消毒范围、作用时间遵循产品的使用说明。一般完整皮肤常用消毒剂有醇类、碘类、季铵盐类、酚类、过氧化物类。

（2）黏膜消毒：指杀灭或清除口腔、鼻腔、阴道及外生殖器等黏膜病原微生物的过程，并达到消毒要求。用于黏膜消毒的化学制剂符合产品质量标准，常用碘伏、氯己定-乙醇、季铵盐类、过氧化物类、含氯制剂等。通常使用擦拭法或冲洗法，消毒范围、作用时间遵循产品的使用说明。

5. 器械物品的清洁、消毒、灭菌

医疗器械及其他物品是导致医院感染的重要途径之一，必须严格执行医疗器械、器具的消毒技术规范，并遵循消毒、灭菌方法的选择原则。

6. 医院污物、污水的处理

（1）医院污物的处理。医院污物主要有两类。①医疗垃圾：在诊疗、卫生处理过程中产生的废弃物，包括感染性废物、病理性废物、损伤性废物、药物性废物、化学性废物等五类；②生活垃圾：指病人生活过程中产生的排泄物及垃圾，包括剩余饭菜、果皮、果核、罐头盒、饮料瓶、手纸、各种包装纸、粪、尿等排泄物。这些污物均有被病原微生物污染的可能，所以应分类收集，通常设置黑黄污物袋，污物袋需坚韧耐用，不漏水。黑色袋装生活垃圾，黄色袋装医疗垃圾，损伤性废物置于医疗废物专用的黄色锐器盒内。医院污物处理需遵循相应的法规要求并建立严格的管理制度如污物入袋制度、运送交接制度、暂存登记制度、卫生安全防护制度、污物污染应急预案等。

（2）医院污水的处理。医院污水指排入医院化粪池的污水和粪便，包括医疗污水、生活污水和地面雨水。医院污水经预处理和消毒后，最终排入城市下水道网络，污泥供作农田肥料，如不加强管理，可能会含有各种病原微生物和有害物质，将造成环境污染和社会公害。所以医院应建立集中污水处理系统并按污水种类分别进行排放，排放质量应符合规定；综合医院的感染病区和普通病区的污水应实行分流，分别进行消毒处理。

（四）消毒供应中心（室）工作

消毒供应中心是医院内承担各科室所有重复使用诊疗器械、器具、物品的清洗消毒、灭菌以及灭菌物品供应的部门，是预防和控制医院感染的重要科室。消毒供应中心工作质量的好坏，直接影响诊疗和护理质量，关系到病人和医务人员的安危。医院消毒供应中心工作必须遵循有关规范。

1. 消毒供应中心的设置

医院应独立设置消毒供应中心，有条件的医院消毒供应中心应为附近医疗机构提供消毒供应。

（1）建筑原则：医院消毒供应中心的新建、扩建和改建，应遵循医院感染预防与控制的原则，遵守国家法律法规对医院建筑和职业防护的相关要求。

（2）基本要求：消毒供应中心宜接近手术室、产房和临床科室或与手术室有物品直接传递专用通道；周围环境应清洁、无污染源，区域相对独立；内部通风、采光良好，气体排放和温度、湿度控制符合要求；建筑面积应符合医院建设标准的规定，并兼顾未来发展规划的需要。

2. 消毒供应中心的布局

应分为工作区域和辅助区域，各区域标志明显、界限清楚、通行路线明确。

（1）工作区域：包括去污区、检查包装及灭菌区和灭菌物品存放区，其划分应遵循"物品由污到洁，不交叉、不逆流；空气流向由洁到污；去污区保持相对负压；检查包装及灭菌区保持相对正压"的原则。各区之间应设实际屏障；去污区和检查包装灭菌区均应设物品传递窗；并分别设人员出入缓冲间（带）。工作区域的洗手设施应采用非手触式水龙头开关，灭菌物品存放区不设洗手池。①去污区：为污染区域，用于对重复使用的诊疗器械、器具和物品进行回收、分类、清洗、消毒（包括运输器具的清洗消毒等）；②检查包装及灭菌区：为清洁区域，用于对已去污的诊疗器械、器具和物品进行检查、装配、包装及灭菌（包括敷料制作等）；③灭菌物品存放区：为清洁区域，用于对已灭菌物品的存放、保管和发放；一次性用物应设置专门区域存放。

（2）辅助区域：包括工作人员更衣室、值班室、办公室、休息室、卫浴间等。

3. 消毒供应中心的工作内容

消毒供应中心人员防护着装应符合工作区域的要求，诊疗器械、器具和物品处理通常情况下遵循先清洗后消毒的处理程序，应遵循标准预防的原则进行清洗、消毒、灭菌。工作内容主要包括以下7部分：

（1）回收：消毒供应中心应对临床使用过的需重复使用的诊疗器械、器具和物品集中进行回收；被朊毒体、气性坏疽及突发原因不明的传染病病原体污染的诊疗器械、器具和物品，使用者应双层封闭包装并标明感染性疾病名称，由消毒供应中心单独回收。应采用封闭式回收，避免反复装卸；不应在诊疗场所对所污染的诊疗器械、器具和物品进行清点，回收工具每次使用后应清洗、消毒，干燥备用。

（2）清洗消毒：这是灭菌前准备的一个重要环节。①清洗方法包括机械清洗和手工清洗。机械清洗适用于大部分常规器械的清洗；手工清洗适用于精密、复杂器械清洗和有机物污染较重器械的初步处理。精密器械的清洗应遵循生产厂家提供的使用说明或指导手册。有管腔和表面不光滑的物品，应用清洁剂浸泡后手工刷洗或超声清洗；能拆卸的复杂物品应拆开后清洗。②清洗步骤包括冲洗、洗涤、漂洗、终末漂洗。清洗用水、物品及操作等遵循国家有关规定。③对于被朊毒体、气性坏疽及突发原因不明的传染病病原体污染的诊疗物品应先消毒灭菌，再进行清洗。④清洗后的器械、器具和物品应进行消毒处理。首选机械湿热消毒，也可采用75%乙醇、酸性氧化电位水或其他国家许可的消毒剂进消毒。

（3）干燥、检查与保养：首选干燥设备根据物品性质进行干燥处理；无干燥设备及不耐热的器械、器具和物品使用消毒低纤维絮擦布、压力气枪或≥95%乙醇进行干燥处理；管腔类器械使用压力气枪进行干燥处理；不应使用自然干燥法进行干燥。使用目测或带光源放大镜对干燥后的每件器械、器具和物品进行检查，要求器械表面及关节、齿牙处光洁无锈，无血渍、污渍、水垢，功能完好无损毁；带电源器械还应进行绝缘性能的安全检查。器械保养时根据不同特性分类处理，如橡胶类物品应防粘连、防老化；玻璃类物品避免碰撞、骤冷骤热；金属类器械使用润滑剂防锈，不损坏锐利刀剪的锋刃；布类物品防霉、防火、防虫蛀等。

（4）包装：包括装配、包装、封包、注明标识等步骤，器械与敷料应分室包装。①包装前应依据器械装配技术规程或图示，核对器械的种类、规格和数量，拆卸的器械应组装。②手术器械应摆放在篮筐或有孔盘中配套包装；盆、盘、碗等单独包装；轴节类器械不应完全锁扣；有盖的器皿应开盖；摆放的物品应隔开，开口朝向一致；管腔类物品应盘绕放置并保持管腔通畅。③包装分为闭合式和密封式两种。普通棉布包装材料应无破损无污渍，一用一清洗；开放式的储槽不应用于灭菌物品的包装；硬质容器的使用遵循操作说明；灭菌手术器械如采用闭合式包装，2 层包装材料分 2 次包装；密封式包装采用纸袋、纸塑袋等材料。④灭菌包外设有灭菌化学指示物；高度危险性物品包内放置化学指示物；如果透过包装材料可以直接观察包内灭菌化学指示物的颜色变化，则不放置包外灭菌化学指示物；使用专用胶带或医用热封机封包，应保持闭合完好性，胶带长度与灭菌包体积、重量相适宜、松紧适度；纸塑袋、纸袋等密封包其密封宽度应≥6 mm，包内器械距包装袋封口≥2.5 cm；硬质容器应设置安全闭锁装置；无菌屏障完整性破坏时应可识别。⑤灭菌物品包装的标识应注明物品名称、数量、灭菌日期、失效日期、包装者等内容。

（5）装载、灭菌及卸载：根据物品的性质选择适宜有效的灭菌方法，按照不同的灭菌器要求装载灭菌包，放置方法恰当，尽量将同类物品同锅灭菌，装载时标识应注明灭菌时间、灭菌器编号、灭菌批次、科室名称、灭菌包种类等，标识应具有追溯性。灭菌后按要求卸载，并且待物品冷却，检查包外化学指示物变色情况以及包装的完整性和干燥情况。

（6）储存与发放：灭菌后物品应分类、分架存放于无菌物品存放区。一次性使用无菌物品应去除外包装后，进入无菌物品存放区。物品存放架或柜应距地面高度多 20 cm，离墙≥5 cm，距天花板多 50 cm。物品放置应固定位置、设置标识，定期检查、盘点、记录，在有效期内发放。发放时有专人专窗，或者按照规定线路由专人、专车或容器加防尘罩去临床科室发放。接触无菌物品前应先洗手或手消毒；无菌物品的发放遵循先进先出的原则，确认无菌物品的有效性；发放记录应具有可追溯性。发放无菌物品的运送工具应每日清洁处理，干燥存放；

有污染时应消毒处理，干燥后备用。

（7）相关监测：消毒供应中心应安排人员专门负责质量监测，根据要求定期对清洁剂、消毒剂、洗涤用水、润滑剂、包装材料等进行质量检查；定期进行监测材料的质量检查；对清洗消毒器、超声清洗器、灭菌器等进行日常清洁和检查；根据灭菌器的类型对灭菌效果分别进行检查。

4. 消毒供应中心的管理

应将消毒供应中心纳入医院建设规划，将其工作管理纳入医疗质量管理体系。

消毒供应中心在主管院长或其相关职能部门的直接领导下开展工作，由护理管理部门、医院感染管理部门、人事管理部门、设备及后勤管理等部门协同管理，以保障消毒供应中心的工作需要，确保医疗安全。

消毒供应中心应建立健全岗位职责、操作规程、消毒隔离、质量管理、监测、设备管理、器械管理（包括外来医疗器械）及职业安全防护等管理制度和突发事件的应急预案；建立质量管理追溯制度；完善质量控制过程的相关记录；同时建立与相关科室联系制度。

医院应根据消毒供应中心的工作量及岗位需求合理配备具有执业资格的护士、消毒员和其他工作人员。消毒供应中心的工作人员应接受与岗位职责相应的岗位培训，正确掌握以下知识与技能：各类诊疗器械、器具与物品的清洗、消毒、灭菌的知识与技能；相关清洗、消毒、灭菌设备的操作规程；职业安全防护原则和方法；医院感染与控制的相关知识。同时根据专业发展，开展继续教育培训，更新知识。

第三节　手卫生

在临床实践中，各种诊疗、护理工作都离不开医务人员的双手，如不加强手卫生就会直接或间接地导致医院感染的发生。目前，手卫生已成为国际公认的控制医院感染和耐药菌感染最简单、最有效、最方便、最经济的措施，是标准预防的重要措施之一。

一、概述

为保障病人安全、提高医疗质量，防止交叉感染，医院应加强手卫生的规范化管理，提高手卫生的依从性。医务人员手卫生规范（WS/T313—2009）是医疗机构在医疗活动中管理和规范医务人员手卫生的行动指南。

（一）基本概念

1. 手卫生

手卫生是医务人员洗手、卫生手消毒和外科手消毒的总称。

2. 洗手

洗手指医务人员用肥皂（或皂液）和流动水洗手，去除手部皮肤污垢、碎屑和部分致病菌的过程。

3. 卫生手消毒

卫生手消毒指医务人员用速干手消毒剂揉搓双手，以减少手部暂居菌的过程。

4. 外科手消毒

外科手消毒指外科手术前医务人员用肥皂（或皂液）和流动水洗手，再用手消毒剂清除或者杀灭手部暂居菌和减少常居菌的过程。使用的手消毒剂可具有持续抗菌活性。

（二）手卫生管理

1. 制定手卫生制度

手卫生是控制医院感染的重要措施，将措施制度化有利于医务人员的执行和管理人员的管理。所以医院应根据《医务人员手卫生规范》制定相应的手卫生制度，并严格执行。

2. 配备手卫生设施

手卫生设施是手卫生措施实施的物质基础，有效、便捷的手卫生设施可以有效提高手卫生的依从性。医院应在财力与物力上大力支持手卫生工作，建设或改善手卫生设施，尽量在病房、治疗室等都能设置洗手设施，以方便医务人员使用，提高手卫生依从性。

3. 定期开展培训

医疗机构应定期开展广泛的手卫生培训，培训形式和内容应根据培训对象不同而调整，使广大医务人员能掌握必要的手卫生知识和技能，提高其无菌观念和自我保护意识，保证手卫生的效果。

4. 加强监督指导

医疗机构应加强对临床、医技部门及其他部门人员的手卫生监督，包括对手卫生设施的管理；对照 WHO 提出"手卫生的五个重要时刻"（接触病人前；进行无菌操作前；接触体液后；接触病人后；接触病人周围环境后）开展对医务人员的指导与监督，提高手卫生的依从性。

5. 开展效果监测

应加强手卫生效果的监测，每季度对手术室、产房、导管室、层流洁净病房、骨髓移植病房、器官移植病房、重症监护病房、新生儿室、母婴室、血液透析病房、烧伤病房、感染疾病科、口腔科（门诊及病房）等部门工作的医务人员进行手消毒效果监测；当怀疑医院感染暴发与医务人员手卫生有关时，应及时进行监测，并进行相应的致病微生物检测。卫生手消毒后，监测的细菌菌落数 $\leqslant 10\ \mathrm{CFU/cm^2}$；外科手消毒后，监测的细菌菌落数 $\leqslant 5\ \mathrm{CFU/cm^2}$。

（三）手卫生设施

1. 洗手设施

（1）流动水洗手设施：洗手应采用流动水，水龙头应位于洗手池的适当位置。手术室、产房、导管室、层流洁净病房、骨髓移植病房、器官移植病房、重症监护病房、新生儿室、母婴室、血液透析病房、烧伤病房、感染疾病科、口腔科（门诊及病房）、消毒供应中心等重点部门必须配备非手触式水龙头；有条件的医疗机构在诊疗区域均宜配备非手触式水龙头。

（2）清洁剂：洗手的清洁剂可为肥皂、皂液或含杀菌成分的洗手液。使用固体肥皂需保持干燥，皂液或洗手液浑浊或变色时需及时更换；盛放皂液或洗手液的容器宜一次性使用，重复使用的容器应每周清洁和消毒。

（3）干手设施：洗手后需正确进行手的干燥。干手设施最好为一次性使用的纸巾；也可使用纯棉小毛巾，一用一消毒；还可使用干手机等其他可避免手再次污染的方法。另备盛放擦手纸或小毛巾的容器。

2. 卫生手消毒设施

医院需配备合格的速干手消毒剂，最常应用于手部皮肤消毒的消毒剂有如乙醇、异丙醇、氯己定、碘伏、乙醇与氯己定的复合制剂等。剂型包括水剂、凝胶和泡沫型。手消毒剂应为符合国家有关规定的产品，医务人员有良好的接受性，宜使用一次性包装，并且无异味、无刺激性。

3. 外科手消毒设施

（1）手术室（部）洗手设施：应使用流动水洗手，洗手池设置在手术间附近，水池大小、高矮适宜，能防止洗手水溅出，池面应光滑无死角易于清洁，每日清洁与消毒。洗手池及水龙头的数量应根据手术间的数量设置，水龙头数量应不少于手术间的数量，水龙头开关应为非手触式。

（2）清洁用品：包括清洁剂、清洁指甲用物、手卫生的揉搓用品等。手刷的大小、刷毛的软硬度要合适。定期检查手刷质量，发现不合格及时更换。刷手工具应方便取用，一用一消毒，消毒前必须先用清水冲洗干净并干燥。

（3）外科手消毒剂：常用外科手消毒剂有氯己定与醇类的复合制剂、碘伏和4%氯己定等。以免冲洗手消毒剂为主，消毒后不需用水冲洗。消毒剂宜采用一次性包装，放在非手触式的出液器中。重复使用的消毒剂容器应每周清洁与消毒。

（4）干手物品：清洁毛巾、无菌巾。均应一人一用，用后清洁、灭菌；盛装毛巾的容器应每次清洗、灭菌。

（5）其他：配备计时装置、洗手流程图及说明图。

二、洗手

有效的洗手可清除手上99%以上的各种暂居菌，是防止医院感染传播最重要的措施之一。

【目的】

清除手部皮肤污垢和大部分暂居菌，切断通过手传播感染的途径。

【操作前准备】

1. 环境准备

清洁、宽敞。

2. 护士准备

衣帽整洁，修剪指甲，取下手表、饰物，卷袖过肘。

3. 用物准备

流动水洗手设施、清洁剂、干手设施，必要时备护手液或直接备速干手消毒剂。

【注意事项】

1. 明确选择洗手方法的原则

当手部有血液或其他体液等肉眼可见污染时，应用清洁剂和流动水洗手；当手部没有肉眼可见污染时可用速干手消毒剂消毒双手代替洗手，揉搓方法与洗手方法相同。

2. 遵循洗手流程，揉搓面面俱到

遵照洗手的流程和步骤，调节合适的水温、水流，避免污染周围环境；如水龙头为手触式的，注意随时清洁水龙头开关。揉搓双手时各个部位都需洗到、冲净，尤其要认真清洗指背、指尖、指缝和指关节等易污染部位；冲净双手时注意指尖向下。

3. 牢记洗手时机，掌握洗手指征

①直接接触每个病人前后；②从同一病人身体的污染部位移动到清洁部位时；③接触病人黏膜、破损皮肤或伤口前后；④接触病人血液、体液、分泌物、

排泄物、伤口敷料等之后；⑤接触病人周围环境及物品后；⑥穿脱隔离衣前后，脱手套之后；⑦进行无菌操作，接触清洁、无菌物品之前；⑧处理药物或配餐前。

三、卫生手消毒

医务人员接触污染物品或感染病人后，手常被大量细菌污染，仅一般洗手尚不能达到预防交叉感染的要求，必须在洗手后再进行卫生手消毒。

【目的】

清除致病性微生物，预防感染与交叉感染，避免污染无菌物品和清洁物品。

【操作前准备】

1. 环境准备

清洁、宽敞。

2. 护士准备

衣帽整洁、修剪指甲，取下手表、饰物，卷袖过肘。

3. 用物准备

流动水洗手设施、清洁剂、干手设施、速干手消毒剂。

【注意事项】

1. 先洗手再干燥

卫生手消毒前先洗手并保持手部干燥，遵循洗手的注意事项。

2. 涂剂揉搓全覆盖

速干手消毒剂揉搓双手时方法正确，注意手的各个部位都需揉搓到。

3. 牢记卫生手消毒时机

下列情况下应先洗手，然后进行卫生手消毒：①接触病人的血液、体液和分泌物后；②接触被传染性致病微生物污染的物品后；③直接为传染病病人进行检查、治疗、护理后；④处理传染病人污物之后。

四、外科手消毒

为保证手术效果，减少医院感染，外科手术前医务人员必须在洗手后再进行外科手消毒。

【目的】

清除指甲、手部、前臂的污物和暂居菌，将常居菌减少到最低程度，抑制微生物的快速再生。

【操作前准备】

1. 环境准备

清洁、宽敞。

2. 护士准备

衣帽整洁、修剪指甲，取下手表、饰物，卷袖过肘。

3. 用物准备

洗手池、清洁用品、手消毒剂、干手物品、计时装置、洗手流程及说明图等。

【注意事项】

1. 遵循原则

①先洗手，后消毒；②不同病人手术之间、手套破损或手被污染时，应重新进行外科手消毒。

2. 充分准备

洗手之前应先摘除手部饰物（包括假指甲）和手表，修剪指甲时要求长度不超过指尖，保持指甲周围组织的清洁。

3. 双手位置合适

在整个手消毒过程中始终保持双手位于胸前并高于肘部。

4. 操作顺序恰当

涂抹消毒剂并揉搓、流水冲洗、无菌巾擦干等都应从手部开始，然后再向前臂、上臂下 1/3 进行。

5. 终末处理规范

用后的清洁指甲用具、揉搓用品如海绵、手刷等，应放到指定的容器中；揉搓用品应每人使用后消毒或者一次性使用；清洁指甲用品应每日清洁与消毒；术后摘除外科手套后，应用肥皂（皂液）清洁双手。

第二章　病人入院和出院的护理常规

　　门诊或急诊病人经医生诊查、确定需住院治疗时，需要办理入院手续。护士应掌握病人入院护理的一般程序，按照整体护理的要求，对病人进行评估，了解病人的护理需求，并给予有针对性的护理措施，使病人尽快适应环境，遵守医院规章制度，并能密切配合医疗护理活动。

　　通过医务人员的治疗和护理活动，当病人病情好转，逐渐康复，可以出院时，护士应掌握病人出院护理的一般程序，协助病人办理出院手续，同时指导出院病人如何巩固治疗效果，不断提高病人的自护能力，使其恢复并保持健康，提高生活质量。

第一节　病人入院的护理

　　病人入院护理是指病人经门诊或急诊医生诊查后，因病情需要住院做进一步的观察、检查和治疗时，经诊查医生建议并签发住院证后，由护士为病人提供的一系列护理工作。

　　入院护理的目的包括：①协助病人了解和熟悉环境，使病人尽快熟悉和适应医院生活，消除紧张、焦虑等不良情绪；②满足病人的各种合理需求，以调动病人配合治疗、护理的积极性；③做好健康教育，满足病人对疾病知识的需求。

一、入院程序

　　入院程序是指门诊或急诊病人根据医生签发的住院证，自办理入院手续至进入病区的过程。

急诊或门诊医师经初步诊断，确定病人需要住院时，由医师签发住院证，病人或家属持住院证到住院处办理住院手续。

住院处工作人员通知相关病区值班护士根据病人病情做好接纳新病人的准备工作。

住院处护士根据入院病人的病情及身体情况，协助病人进行必要的卫生处置。护士或相关人员携病历在家属的协助下，根据病人病情选用步行护送、轮椅或平车推送护送病人进入病区，与病区值班护士就病人病情、所采取的或需要继续的治疗与护理措施、病人的个人卫生情况及物品进行交接。

二、病人进入病区后的初步护理

病区值班护士接到住院处工作人员通知后，立即根据病人病情需要准备病人床单位。将备用床改为暂空床，备齐病人所需用物；危、重症病人应安置在危重病室，并在床单上加铺橡胶单和中单；急诊手术病人需改铺麻醉床。危、重症病人和急诊手术病人需同时准备抢救用物（包括急救药物和急救设备）。

（一）门诊病人的入院护理

1. 迎接新病人

护士应以热情的态度迎接新病人至指定的病室床位，并妥善安置病人。向病人做自我介绍，说明护士的工作职责及将为病人提供的服务，为病人介绍邻床病友、扶助病人上床休息等。在与病人接触过程中，护士应以自己的行动和语言消除病人的不安情绪，增强病人的安全感和对护士的信任感。

2. 通知负责医生诊查病人

必要时，协助医生为病人进行体检、治疗。

3. 协助病人佩戴腕带标识，进行入院护理评估

为病人测量体温、脉搏、呼吸、血压和体重，必要时测量身高。根据住院病

人首次护理评估单收集病人的健康资料。通过对病人的健康状况进行评估，了解病人的身体情况、心理需要及健康问题，为制定护理计划提供依据。

4. 膳食

通知营养室为病人准备膳食。

5. 填写资料

填写住院病历和有关护理表格填写首次护理评估单和病人入院登记本、诊断卡（一览表卡）、床头（尾）卡等。

6. 介绍与指导

向病人及家属介绍病区环境、有关规章制度、床单位及相关设备的使用方法，指导常规标本的留取方法、时间及注意事项。

7. 执行医嘱及护理

执行入院医嘱及给予紧急护理措施。

（二）急诊病人的入院护理

1. 通知医生

接到住院处电话通知后，护士应立即通知有关医生做好抢救准备。

2. 准备急救药物和急救设备

如急救车、氧气、吸引器、输液器具等。

3. 安置病人

将病人安置在已经备好床单位的危重病室或抢救室，为病人佩戴腕带标识。

4. 入院护理

评估对于不能正确叙述病情和需求的病人（如语言障碍、听力障碍），意识不清的病人，婴幼儿病人等，需暂留陪送人员，以便询问病人病史。

5. 配合救治

密切观察病人病情变化，积极配合医生进行救治，并做好护理记录。

三、病人床单位的准备

（一）病人床单位的构成

病人床单位是指医疗机构提供给病人使用的家具与设备，它是病人住院时用以休息、睡眠、饮食、排泄、活动与治疗的最基本的生活单位。由于病人大多数时间均在床单位内活动，因此护士必须注意病人床单位的整洁与安全，并安排足够的日常生活活动空间。病人床单位的设备及管理要以病人的舒适、安全和有利于病人康复为前提。病人床单位的构成包括：床、床垫、床褥、枕芯、棉胎或毛毯、大单、被套、枕套、橡胶单和中单（需要时）、床旁桌、床旁椅、过床桌（需要时），另外还包括墙上有照明灯、呼叫装置、供氧和负压吸引管道等设施。

1. 床

床是病人睡眠和休息的用具，是病室中的主要设备。卧床病人的饮食、排泄、活动、娱乐都在床上，所以病床一定要符合实用、耐用、舒适、安全的原则。普通病床一般为高 0.5 m、长 2 m、宽 0.9 m，床头和床尾可抬高的手摇式床，以方便病人更换卧位；床脚有脚轮，便于移动。临床也可选用多功能病床，根据病人的需要，可以改变床位的高低、变换病人的姿势、移动床挡等，控制按钮设在病人可触及的范围内，便于清醒病人随时自主调节。

2. 床垫

长、宽与床的规格相当，厚 10 cm。垫芯多选用棕丝、棉花、木棉、马鬃或海绵，包布多选用牢固的布料制作。病人大多数时间卧在床上，床垫宜坚硬，以免承受重力较多的部位凹陷。

3. 床褥

长、宽与床垫的规格相同，铺于床垫上，一般选用棉花作褥芯，吸水性强，并可防床单滑动。

4. 枕芯

长 0.6m，宽 0.4 m，内装木棉、蒲绒、荞麦皮或人造棉等。

5. 棉胎

长 2.3m，宽 1.6 m，胎心多选用棉花，也可选用人造棉等。

6. 大单

长 2.5m，宽 1.8 m，选用棉布制作。

7. 被套

长 2.5 m，宽 1.7 m，选用棉布制作，开口在尾端，有系带。

8. 枕套

长 0.65 m，宽 0.45 m，选用棉布制作。

9. 橡胶单

长 0.85m，宽 0.65 m，两端与棉布缝制在一起，棉布长 0.4 m。

10. 中单

长 1.7 m，宽 0.85 m，选用棉布制作。

11. 床旁桌

放置在病人床头一侧，用于摆放病人日常所需的物品或护理用具等。

12. 床旁椅

病人床单位至少有一把床旁椅，供病人、探视家属或医务人员使用。

13. 过床桌（床上桌）

为可移动的专用过床桌，也可使用床尾挡板，架于床挡上。供病人进食、阅读、写字或从事其他活动时使用。

（二）铺床法

床单位要保持整洁，床上用物需定期更换，以满足病人休息的需要。铺床法的基本要求是舒适、平整、紧扎、安全、实用。常用的铺床法有备用床铺床法、暂空床铺床法、麻醉床铺床法和卧床病人更换床单法。

铺备用床

【目的】

保持病室整洁，准备接收新病人。

【操作前准备】

1. 环境准备

病室内无病人进行治疗或进餐，清洁、通风等。

2. 护士准备

衣帽整洁，修剪指甲，洗手，戴口罩。

3. 用物准备（以被套法为例）

治疗车、床、床垫、床褥、棉胎或毛毯、枕芯、大单或床褥罩、被套、枕套。

【注意事项】

（1）符合铺床的实用、耐用、舒适、安全的原则。

（2）床单中缝与床中线对齐，四角平整、紧扎。

（3）被头充实，盖被平整、两边内折对称。

（4）枕头平整、充实，开口背门。

（5）注意节时、省力。

（6）病室及病人床单位环境整洁、美观。

铺暂空床

【目的】

（1）供新住院病人或暂时离床病人使用。

（2）保持病室整洁。

【操作前准备】

1. 评估病人并解释

（1）评估：病人是否可以暂时离床活动或外出检查。

（2）解释：向暂时离床活动或外出检查的病人及家属解释操作目的。

2. 环境准备

病室内无病人进行治疗或进餐，清洁、通风等。

3. 护士准备

衣帽整洁，修剪指甲，洗手，戴口罩。

4. 用物准备

按备用床准备用物，必要时备橡胶单、中单。用物叠放整齐，按顺序放于治疗车上。

【注意事项】

（1）同备用床注意事项。

（2）用物准备符合病人病情需要。

（3）病人上、下床方便。

【健康教育】

（1）向病人说明铺暂空床的目的。

（2）指导病人上、下床的方法。

铺麻醉床

【目的】

（1）便于接收和护理麻醉手术后的病人。

（2）使病人安全、舒适，预防并发症。

（3）避免床上用物被污染，便于更换。

【操作前准备】

1. 评估

病人的诊断、病情、手术和麻醉方式、术后需要的抢救或治疗物品等。

2. 环境准备

病室内无病人进行治疗或进餐，清洁、通风等。

3. 护士准备

衣帽整洁，修剪指甲，洗手，戴口罩。

4. 用物准备

（1）床上用物：床垫、床褥、棉胎或毛毯、枕芯、大单、橡胶单2条、中单2条、被套、枕套按顺序放于治疗车上。

（2）麻醉护理盘：①治疗巾内包括开口器、舌钳、通气导管、牙垫、治疗碗、氧气导管或鼻塞管、吸痰导管、棉签、压舌板、平镊、纱布或纸巾；②治疗巾外包括电筒、心电监护仪（血压计、听诊器）、治疗巾、弯盘、胶布、护理记录单、笔。

（3）另备输液架，必要时备好吸痰装置和给氧装置等。

【注意事项】

（1）同备用床。

（2）保证护理术后病人的用物齐全，使病人能及时得到抢救和护理。

【健康教育】

向陪伴家属说明病人去枕平卧的方法、时间及注意事项。

为卧床病人更换床单

【目的】

（1）保持病人的清洁，使病人感觉舒适。

（2）预防压疮等并发症的发生。

【操作前准备】

1. 评估病人并解释

（1）评估：病人的病情、意识状态、活动能力、配合程度等。

（2）解释：向病人及家属解释更换床单的目的、方法、注意事项及配合要点。

2. 病人准备

了解更换床单的目的、方法、注意事项及配合要点。

3. 环境准备

同病室内无病人进行治疗或进餐等。酌情关闭门窗，按季节调节室内温度。必要时用屏风遮挡病人。

4. 护士准备

衣帽整洁，修剪指甲，洗手，戴口罩。

5. 用物准备

大单、中单、被套、枕套、床刷及床刷套，需要时备清洁衣裤。将准备好的用物叠放整齐并按使用顺序放于护理车上。

【注意事项】

（1）同备用床。

（2）病人感觉舒适、安全。

（3）与病人进行有效沟通，满足病人身心需要。

【健康教育】

（1）告知病人在更换床单过程中，如感觉不适应立刻向护士说明，防止意外发生。

（2）告知病人被服一旦被伤口渗出液、尿液、粪便等污染，应及时通知护士，请求更换。

四、分级护理

分级护理是指根据对病人病情的轻重缓急以及自理能力的评估结果，给予病人不同级别的护理，通常分为四个护理级别，即特级护理、一级护理、二级护理及三级护理。

临床工作中，为了更直观地了解病人的护理级别，及时观察病人病情和生命体征变化，做好基础护理及完成护理常规以满足病人身心需要，通常需要在护理站病人一览表上的诊断卡和病人床头（尾）卡上，采用不同颜色的标志来表示病人的护理级别。特级和一级护理采用红色标志，二级护理采用黄色标志，三级护理采用绿色标志。

第二节　病人的卧位

卧位即病人休息和适应医疗护理需要时所采取的卧床姿势。临床上常根据病人的病情与治疗需要为之调整相应的卧位。正确的卧位对增进病人舒适、治疗疾病、减轻症状、预防并发症及进行各种检查等均能起到良好的作用。护士在临床护理工作中应熟悉各种卧位的要求及方法，协助或指导病人取正确、舒适和安全的卧位。

一、舒适卧位的基本要求

舒适卧位是指病人卧床时，身体各部位与其四周环境处于合适的位置，感到轻松自在。为了协助或指导病人卧于正确而舒适的位置，护士必须了解舒适卧位的基本要求，并能按照病人的实际需要使用合适的支持物或保护性设施。

（一）卧床姿势

应尽量符合人体力学的要求，使体重平均分布于身体的负重部位，关节维持于正常的功能位置，体内脏器在体腔内拥有最大的空间。

（二）体位变换

应经常变换体位，至少每 2 小时变换一次。

（三）身体活动

病人身体各部位每天均应活动，改变卧位时做关节活动范围练习。但应除外禁忌证，如骨折急性期、关节扭伤等情况。

（四）受压部位

应加强皮肤护理，预防压疮的发生。

（五）保护隐私

当病人卧床或护士对其进行各项护理操作时，均应注意保护病人隐私，根据需要适当地遮盖病人身体，促进病人身心舒适。

二、卧位的分类

根据卧位的平衡性，可将卧位分为稳定性卧位和不稳定性卧位。卧位的平衡性与人体的重量、支撑面成正比，而与重心高度成反比。在稳定性卧位状态下，病人感到舒适和轻松；反之，在不稳定性卧位状态下，大量肌群处于紧张状态，容易疲劳，病人感到不舒适。根据卧位的自主性，可将卧位分为主动卧位、被动卧位和被迫卧位 3 种。

（一）主动卧位

即病人身体活动自如，能根据自己的意愿和习惯随意改变体位，称主动卧位。见于轻症病人，术前及恢复期病人。

（二）被动卧位

即病人自身无力变换卧位，躺卧于他人安置的卧位，称被动卧位。常见于极度衰弱、昏迷、瘫痪的病人。

（三）被迫卧位

即病人意识清晰，也有变换卧位的能力，但由于疾病的影响或治疗的需要，被迫采取的卧位，称被迫卧位。如支气管哮喘急性发作的病人由于呼吸极度困难而被迫采取端坐位。

根据卧位时身体的姿势，可分为仰卧位、侧卧位、半坐卧位等。下面介绍的常用卧位主要依据此种分类。

三、常用卧位

（一）仰卧位

也称平卧位，是一种自然的休息姿势。病人仰卧，头下置一枕，两臂放于身体两侧，两腿自然放置。根据病情或检查、治疗的需要又可分为以下 3 种类型：

1. 去枕仰卧位

（1）姿势：去枕仰卧，头偏向一侧，两臂放于身体两侧，两腿伸直，自然放平，将枕横立于床头。

（2）适用范围：①昏迷或全身麻醉未清醒的病人。可避免呕吐物误入气管而引起窒息或肺部并发症；②椎管内麻醉或脊髓腔穿刺后的病人。可预防颅内压降低而引起的头痛。

2. 中凹卧位（休克卧位）

（1）姿势：用垫枕抬高病人的头胸部约 $10°\sim20°$，抬高下肢约 $20°\sim30°$

（2）适用范围：休克病人。因抬高头胸部，有利于保持气道通畅，改善通气功能，从而改善缺氧症状；抬高下肢，有利于静脉血回流，增加心排血量而使休克症状得到缓解。

3. 屈膝仰卧位

（1）姿势：病人仰卧，头下垫枕，两臂放于身体两侧，两膝屈起，并稍向外分开。检查或操作时注意保暖及保护病人隐私。

（2）适用范围：胸腹部检查或行导尿术、会阴冲洗等。该卧位可使腹部肌肉放松，便于检查或暴露操作部位。

（二）侧卧位

1. 姿势

病人侧卧，臀部稍后移，两臂屈肘，一手放在枕旁，一手放在胸前，下腿稍伸直，上腿弯曲。必要时在两膝之间、胸腹部、后背部放置软枕，以扩大支撑面，增加稳定性，使病人感到舒适与安全。

2. 适用范围

（1）灌肠，肛门检查，配合胃镜、肠镜检查等。

（2）预防压疮。侧卧位与平卧位交替，便于护理局部受压部位，可避免局部组织长期受压。

（3）臀部肌内注射时，下腿弯曲，上腿伸直，可使注射部位肌肉放松。

（4）单侧肺部病变者，可视病情采取患侧卧位或健侧卧位。

（三）半坐卧位

1. 姿势

（1）摇床法：病人仰卧，先摇起床头支架使上半身抬高，与床呈 $30° \sim 50°$，再摇起膝下支架，以防病人下滑。必要时，床尾可置一软枕，垫于病人的足底，增进病人舒适感，防止足底触及床尾栏杆。放平时，先摇平膝下支架，再摇平床头支架。

（2）靠背架法：如无摇床，可将病人上半身抬高，在床头垫褥下放一靠背架；病人下肢屈膝，用大单包裹膝枕垫于膝下，大单两端固定于床沿，以防病人下滑；床尾足底垫软枕。放平时，先放平下肢，再放平床头。

2. 适用范围

（1）某些面部及颈部手术后病人。采取半坐卧位可减少局部出血。

（2）胸腔疾病、胸部创伤或心肺疾病引起呼吸困难的病人。此卧位借助重力作用使膈肌下降，胸腔容积增大，减轻腹腔内脏器对心肺的压力，肺活量增加，部分血液滞留于下肢和盆腔脏器内，回心血量减少，从而减轻肺淤血和心脏负担，有利于气体交换，使呼吸困难的症状得到改善；同时，有利于脓液、血液及渗出液的引流。

（3）腹腔、盆腔手术后或有炎症的病人。采取半坐卧位，可使腹腔渗出液流入盆腔，促使感染局限，便于引流。因为盆腔腹膜抗感染性较强，而吸收较弱，故可防止炎症扩散和毒素吸收，减轻中毒反应。同时采取半坐卧位还可防止感染向上蔓延引起膈下脓肿。此外，腹部手术后病人采取半坐卧位可松弛腹肌，减轻腹部切口缝合处的张力，缓解疼痛，促进舒适，有利于切口愈合。

（4）疾病恢复期体质虚弱的病人。采取半坐卧位，有利于病人向站立位过渡，使其逐渐适应体位改变。

（四）端坐位

1. 姿势

扶病人坐起，摇起床头或抬高床头支架。病人身体稍向前倾，床上放一跨床小桌，桌上放软枕，病人可伏桌休息。必要时加床挡，以保证病人安全。

2. 适用范围

左心衰竭、心包积液、支气管哮喘发作的病人。由于极度呼吸困难，病人被迫日夜端坐。

（五）俯卧位

1. 姿势

病人俯卧，两臂屈肘放于头的两侧，两腿伸直；胸下、髋部及踝部各放一软枕，头偏向一侧。

2. 适用范围

（1）腰、背部检查或配合胰、胆管造影检查时。

（2）脊椎手术后或腰、背、臀部有伤口，不能平卧或侧卧的病人。

（3）胃肠胀气所致腹痛的病人。采取俯卧位，可使腹腔容积增大，缓解胃肠胀气所致的腹痛。

（六）头低足高位

1. 姿势

病人仰卧，头偏向一侧，枕横立于床头，以防碰伤头部。床尾用支托物垫高15～30 cm。此卧位易使病人感到不适，不可长时间使用，颅内高压者禁用。

2. 适用范围

（1）肺部分泌物引流，使痰易于咳出。

（2）十二指肠引流术，有利于胆汁引流。

（3）妊娠时胎膜早破，防止脐带脱垂。

（4）跟骨或胫骨结节牵引时，利用人体重力作为反牵引力，防止下滑。

（七）头高足低位

1. 姿势

病人仰卧，床头用支托物垫高 15～30 cm 或根据病情而定，床尾横立一枕，以防足部触及床尾栏杆。若为电动床可调节整个床面向床尾倾斜。

2. 适用范围

（1）颈椎骨折病人做颅骨牵引时，用作反牵引力。

（2）降低颅内压，预防脑水肿。

（3）颅脑术后病人。

（八）膝胸卧位

1. 姿势

病人跪卧，两小腿平放于床上，稍分开；大腿和床面垂直，胸贴床面，腹部悬空，臀部抬起，头转向一侧，两臂屈肘，放于头的两侧。若孕妇取此卧位矫正胎位时，应注意保暖，每次不应超过 15 分钟。

2. 适用范围

（1）肛门、直肠、乙状结肠镜检查或治疗。

（2）矫正胎位不正或子宫后倾。

（3）促进产后子宫复原。

（九）截石位

1. 姿势

病人仰卧于检查台上，两腿分开，放于支腿架上，支腿架上放软垫，臀部齐台边，两手放在身体两侧或胸前。采用此卧位时，应注意遮挡和保暖。

2. 适用范围

（1）会阴、肛门部位的检查、治疗或手术，如膀胱镜、妇产科检查、阴道灌洗等。

（2）产妇分娩。

四、变换卧位法

因疾病或治疗的限制，病人若需长期卧床，容易出现精神萎靡、消化不良、便秘、肌肉萎缩等症状；由于局部组织持续受压，血液循环障碍，易发生压疮；呼吸道分泌物不易咳出，易发生坠积性肺炎。因此，护士应定时为病人变换体位，以保持舒适和安全以及预防并发症的发生。

（一）协助病人移向床头

【目的】

协助滑向床尾而不能自行移动的病人移向床头，恢复舒适而安全的卧位。

【操作前准备】

1. 评估病人并解释

（1）评估：病人的年龄、体重、病情、治疗情况，心理状态及合作程度。

（2）解释：向病人及家属解释移向床头的目的、方法及配合要点，获得病人同意。

2. 病人准备

（1）了解移向床头的目的、过程及配合要点。

（2）情绪稳定，愿意合作。

3. 环境准备

整洁、安静，温度适宜，光线充足。

4. 护士准备

衣帽整洁，洗手，视病人情况决定护士人数。

5. 用物准备

根据病情准备好枕头等物品。

(二) 协助病人翻身侧卧法和轴线翻身法

【目的】

(1) 协助不能起床的病人更换卧位，使其感觉舒适。

(2) 满足检查、治疗和护理的需要，如背部皮肤护理、更换床单或整理床单位等。

(3) 预防并发症，如压疮、坠积性肺炎等。

【操作前准备】

1. 评估病人并解释

(1) 评估：病人的年龄、体重、病情、治疗情况，心理状态等全身情况及合作程度，确定翻身方法和所需用物。

(2) 解释：向病人及家属解释翻身侧卧的目的、过程、方法及配合要点。

2. 病人准备

(1) 了解翻身侧卧的目的、过程及配合要点。

(2) 情绪稳定，愿意合作。

3. 环境准备

整洁、安静，温度适宜，光线充足，必要时进行遮挡。

4. 护士准备

衣帽整洁，洗手，视病人情况决定护士人数。

5. 用物准备

视病情准备好枕头、床挡。

【注意事项】

（1）护士应注意节力原则。翻身时，让病人尽量靠近护士，使重力线通过支撑面来保持平衡，缩短重力臂而省力。

（2）移动病人时动作应轻稳，协调一致，不可拖拉，以免擦伤皮肤。应将病人身体稍抬起再行翻身。轴线翻身法翻转时，要维持躯干的正常生理弯曲，避免翻身时脊柱错位而损伤脊髓。翻身后，需用软枕垫好肢体，以维持舒适而安全的体位。

（3）翻身时应注意为病人保暖并防止坠床。

（4）根据病人病情及皮肤受压情况，确定翻身间隔的时间。如发现皮肤发红或破损应及时处理，酌情增加翻身次数，同时记录于翻身卡上，并做好交接班。

（5）若病人身上有各种导管或输液装置时，应先将导管安置妥当，翻身后仔细检查导管是否有脱落、移位、扭曲、受压，以保持导管通畅。

（6）为手术病人翻身前应先检查伤口敷料是否潮湿或脱落，如已脱落或被分泌物浸湿，应先更换敷料并固定妥当后再行翻身，翻身后注意伤口不可受压；颈椎或颅骨牵引者，翻身时不可放松牵引，并使头、颈、躯干保持在同一水平位翻动；翻身后注意牵引方向、位置以及牵引力是否正确；颅脑手术者，头部转动过剧可引起脑疝，导致病人突然死亡，故应卧于健侧或平卧；石膏固定者，应注意翻身后患处位置及局部肢体的血运情况，防止受压。

【健康教育】

(1) 向病人及家属说明正确更换卧位对预防并发症的重要性。

(2) 更换卧位前根据其目的的不同向病人及家属介绍更换卧位的方法及注意事项。

(3) 教会病人及家属更换卧位或配合更换的正确方法，确保病人的安全。

第三节　运送病人法

在病人入院、接受检查或治疗、出院时，凡不能自行移动的病人均需护士根据病人病情选用不同的运送工具，如轮椅、平车或担架等运送病人。在转移和运送病人过程中，护士应将人体力学原理正确地运用于操作中，以避免发生损伤，减轻双方疲劳及病人痛苦，提高工作效率，并保证病人安全与舒适。

一、轮椅运送法

【目的】

(1) 护送不能行走但能坐起的病人入院、出院、检查、治疗或室外活动。

(2) 帮助病人下床活动，促进血液循环和体力恢复。

【操作前准备】

1. 评估病人并解释

（1）评估：病人的体重、意识状态、病情、躯体活动能力、损伤部位及理解合作程度。

（2）解释：向病人及家属解释轮椅运送的目的、方法及注意事项。

2. 病人准备

了解轮椅运送的目的、方法及注意事项，能主动配合。

3. 环境准备

移开障碍物，保证环境宽敞。

4. 护士准备

衣帽整洁，修剪指甲，洗手，戴口罩。

5. 用物准备

轮椅（各部件性能良好），毛毯（根据季节酌情准备），别针，软枕（根据病人需要）。

【注意事项】

（1）保证病人安全、舒适。

（2）根据室外温度适当地增加衣服、盖被（或毛毯），以免病人受凉。

【健康教育】

（1）解释搬运的过程、配合方法及注意事项。

（2）告知病人在搬运过程中，如感不适立刻向护士说明，防止意外发生。

二、平车运送法

【目的】

运送不能起床的病人入院，做各种特殊检查、治疗、手术或转运。

【操作前准备】

1. 评估病人并解释

（1）评估：病人的体重、意识状态、病情、躯体活动能力、损伤部位及理解合作程度。

（2）解释：向病人及家属解释搬运的步骤及配合方法。

2. 病人准备

了解搬运的步骤及配合方法。

3. 环境准备

环境宽敞，便于操作。

4. 护士准备

衣帽整洁，修剪指甲，洗手，戴口罩。

5. 用物准备

平车（各部件性能良好，车上置以被单和橡胶单包好的垫子和枕头），带套的毛毯或棉被。如为骨折病人，应有木板垫于平车上，并将骨折部位固定稳妥；如为颈椎、腰椎骨折病人或病情较重的病人，应备有帆布中单或布中单。

【注意事项】

（1）搬运时注意动作轻稳、准确，确保病人安全、舒适。

（2）搬运过程中，注意观察病人的病情变化，避免引起并发症。

（3）保证病人的持续性治疗不受影响。

【健康教育】

（1）向病人及家属解释搬运的过程、配合方法及注意事项。

（2）告知病人在搬运过程中，如感不适立刻向护士说明，防止意外发生。

第四节　病人出院的护理

病人经过住院期间的治疗和护理，病情好转、稳定、痊愈需出院或需转院（科），或不愿接受医生的建议而自动离院时，护士均应对其进行一系列的出院护理工作。

出院护理的目的包括：①对病人进行出院指导，协助其尽快适应原工作和生活，并能遵照医嘱继续按时接受治疗或定期复诊；②指导病人办理出院手续；③清洁、整理床单位。

一、病人出院前的护理

当医生根据病人康复情况决定出院日期，开写出院医嘱后，护士应做好下列工作：

（一）通知病人和家属

护士根据医生开具的出院医嘱，将出院日期通知病人及家属，并协助病人做好出院准备。

（二）进行健康教育

护士根据病人的康复情况，进行适时、恰当的健康教育，告知病人出院后在休息、饮食、用药、功能锻炼和定期复查等方面的注意事项。必要时可为病人或家属提供有关书面资料，便于病人或家属掌握有关的护理知识、技能和护理要求。

（三）注意病人的情绪变化

护士应特别注意病情无明显好转、转院、自动离院的病人并做好相应的护理。如进行有针对性的安慰与鼓励，增进病人康复信心，以减轻病人因离开医院所产生的恐惧与焦虑。自动出院的病人应在出院医嘱上注明"自动出院"，并要求病人或家属签名认可。

（四）征求意见

征求病人及家属对医院医疗、护理等各项工作的意见，以便不断提高医疗护理质量。

二、病人出院当日的护理

护士在病人出院当日应根据出院医嘱停止相关治疗并处理各种医疗护理文件，协助病人或家属办理出院相关手续，整理病室及床单位。

（一）医疗护理文件的处理

（1）执行出院医嘱。

①停止一切医嘱。

②撤去"病人一览表"上的诊断卡及床头（尾）卡。

③填写出院病人登记本。

④按医嘱处方到药房领取药物，交病人或家属带回。

⑤在体温单相应出院日期和时间栏内填写出院时间。

（2）填写病人出院护理记录单。

（3）按要求整理病历，交病案室保存。

（二）病人的护理

（1）协助病人解除腕带标识。

（2）协助病人整理用物归还寄存的物品，收回病人住院期间所借物品，并消毒处理。

（3）协助病人或家属办完出院手续，进行健康教育。

（三）病室及床单位的处理

（1）病室开窗通风。

（2）出院病人床单位处理护士应在病人离开病室后整理床单位，避免在病人未离开病室时撤去被服，从而给病人带来心理上的不舒适感。

①撤去病床上的污被服，放入污衣袋中。根据出院病人疾病种类决定清洗、消毒方法。

②用消毒液擦拭床旁桌、床旁椅及床。

③非一次性使用的痰杯、脸盆，需用消毒液浸泡。

④床垫、床褥、棉胎、枕芯等用紫外线灯照射消毒或使用臭氧机消毒，也可置于日光下暴晒。

⑤传染性疾病病人离院后，需按传染病终末消毒法进行处理。

（3）铺好备用床，准备迎接新病人。

第三章 冷、热疗法

冷、热疗法是通过用冷或热作用于人体的局部或全身，以达到止血、止痛、消炎、退热和增进舒适的作用，是临床上常用的物理治疗方法。作为冷、热疗法的实施者，护士应了解冷、热疗法的效应，掌握正确的使用方法，观察病人的反应，并对治疗效果进行及时的评价，以达到促进疗效、减少损伤发生的目的。

第一节 概 述

冷、热疗法是通过高于或低于人体温度的物质作用于体表皮肤，达到局部和全身效果的一种治疗方法。在实施冷、热疗法前应了解冷、热疗法的相关知识，确保病人安全。

一、冷、热疗法的概念

冷、热疗法是利用低于或高于人体温度的物质作用于体表皮肤，通过神经传导引起皮肤和内脏器官血管的收缩或舒张，从而改变机体各系统体液循环和新陈代谢，达到治疗目的的方法。

人体皮肤分布着多种感受器，能产生各种感觉，如冷觉感受器、温觉感受器、痛觉感受器等。冷觉感受器位于真皮上层，温觉感受器位于真皮下层，痛觉感受器广泛分布于皮肤的表层。冷觉感受器比较集中于躯干上部和四肢，数量较温觉感受器多4~10倍。因此机体对冷刺激的反应比热刺激敏感。当温觉感受器及冷觉感受器受到强烈刺激时，痛觉感受器也会兴奋，使机体产生疼痛。

当皮肤感受器感受温度或疼痛刺激后，神经末梢发出冲动，经过传入神经纤维传到大脑皮层感觉中枢，感觉中枢对冲动进行识别，再通过传出神经纤维发出指令，机体产生行动。当刺激强烈时，神经冲动可不经过大脑，只通过脊髓反射使整个反射过程更迅速，以免机体受损。

二、冷、热疗法的效应

冷、热疗法虽然是作用于皮肤表面，但会使机体产生局部或全身的反应，包括生理效应和继发效应。

（一）生理效应

冷、热疗法的应用使机体产生不同的生理效应。

（二）继发效应

继发效应指用冷或用热超过一定时间，产生与生理效应相反作用的现象。如热疗可使血管扩张，但持续用热 30～45 分钟后，则血管收缩；同样持续用冷 30~60 分钟后，则血管扩张，这是机体避免长时间用冷或用热对组织的造成损伤而引起的防御反应。因此，冷、热治疗应有适当的时间，以 20～30 分钟为宜，如需反复使用，中间必须给予 1 小时的休息时间，让组织有一个复原过程，防止产生继发效应而抵消生理效应。

三、影响冷、热疗法效果的因素

（一）方式

冷、热应用方式不同效果也不同。冷、热疗法分为干法（干冷及干热）和湿法（湿冷及湿热）两大类。以热疗为例，将湿法和干法进行比较，湿热法具有穿透力强（因为水是一种良好的导体，其传导能力及渗透力比空气强）、不易使病人皮肤干燥、体液丢失较少且病人的主观感觉较好等特点，而干热法具有保温时间较长、不会浸软皮肤、烫伤危险性较小及病人更易耐受等特点。因此，在同样的温度条件下，湿冷、湿热的效果优于干冷、干热。在临床应用中，应根据病变部位和病情特点选择冷热疗法方式，同时注意防止冻伤、烫伤。

（二）面积

冷、热疗法的效果与应用面积的大小有关。冷、热应用面积越大，冷、热疗法的效果就越强；反之，则越弱。但须注意使用面积越大，病人的耐受性越差，且会引起全身反应，如大面积热疗法，导致广泛性周围血管扩张，血压下降，若血压急剧下降，病人容易发生晕厥；而大面积冷疗法，导致血管收缩，并且周围皮肤的血液分流至内脏血管，使病人血压升高。

（三）时间

冷、热应用的时间对治疗效果有直接影响，在一定时间内其效应是随着时间的增加而增强，以达到最大的治疗效果。如果使用的持续时间过长，会产生继发效应而抵消治疗效应，甚至还可引起不良反应，如疼痛、皮肤苍白、冻伤、烫伤等。

（四）温度

冷、热疗法的温度与机体治疗前体表的温度相差越大，机体对冷、热刺激的反应越强；反之，则越小。其次，环境温度也可影响冷热效应，如环境温度高于或等于身体温度时用热，传导散热被抑制，热效应会增强；而在干燥冷环境中用冷，散热会增加，冷效应会增强。

（五）部位

不同厚度的皮肤对冷、热反应的效果不同，皮肤较厚的区域，如脚、手，对冷、热的耐受性大，冷、热疗法效果比较差；而皮肤较薄的区域，如前臂内侧、颈部，对冷、热的敏感性强，冷、热疗法效果比较好。皮肤的不同层次对冷、热反应也不同，皮肤浅层，冷觉感受器较温觉感受器浅表且数量也多，故浅层皮肤对冷较敏感。血液循环也能影响冷、热疗法的效果，血液循环良好的部位，可增强冷、热应用的效果。因此，临床上为高热病人物理降温，将冰袋、冰囊放置在颈部、腋下、腹股沟等体表大血管流经处，以增加散热。

（六）个体差异

不同年龄、性别、身体状况、居住习惯、肤色的个体对冷、热疗法的反应不同。婴幼儿由于神经系统发育尚未成熟，对冷、热刺激的耐受性较低；老年人由于感觉功能减退，对冷、热刺激的敏感性降低，反应比较迟钝。女性比男性对冷、热刺激更为敏感。昏迷、血液循环障碍、血管硬化、感觉迟钝等病人，其对冷、热的敏感性降低，尤要注意防止烫伤与冻伤。长期居住在热带地区者对热的耐受性较高，而长期居住寒冷地区者对冷的耐受性较高。浅肤色者比深肤色者对冷、热的反应更强烈，而深肤色者对冷热刺激更为耐受。

第二节　冷、热疗法的应用

冷热疗法是临床中常用的护理技术，且有较多的方式方法，根据应用的面积及方式，冷热疗法可分为局部冷热疗法和全身冷热疗法。局部冷疗法包括冰袋、冰囊、冰帽、化学制冷袋的使用和冷湿敷法等；全身冷疗法包括温水擦浴、乙醇拭浴；局部热疗法包括热水袋、烤灯的使用及热湿敷、热水坐浴等。

在临床护理工作中，应了解各种冷、热疗法的特点，熟悉冷、热疗法的目的、方法、禁忌，确保安全有效地使用冷、热疗法。

一、冷疗法

(一) 目的

1. 减轻局部充血或出血

冷疗可使局部血管收缩，毛细血管通透性降低，减轻局部充血；同时冷疗还可使血流减慢，血液的黏稠度增加，有利于血液凝固而控制出血。适用于局部软组织损伤的初期、扁桃体摘除术后、鼻出血等病人。

2. 减轻疼痛

冷疗可抑制细胞的活动，减慢神经冲动的传导，降低神经末梢的敏感性而减轻疼痛；同时冷疗使血管收缩，毛细血管的通透性降低，渗出减少，从而减轻由于组织肿胀压迫神经末梢所引起的疼痛。适用于急性损伤初期、牙痛、烫伤等病人。

3. 控制炎症扩散

冷疗可使局部血管收缩，血流减少，细胞的新陈代谢和细菌的活力降低，从而限制炎症的扩散。适用于炎症早期的病人。

4. 降低体温

冷直接与皮肤接触，通过传导与蒸发的物理作用，使体温降低。适用于高热、中暑等病人。

(二) 禁忌

1. 血液循环障碍

常见于大面积组织受损、全身微循环障碍、休克、周围血管病变、动脉硬化、糖尿病、神经病变、水肿等病人，因循环不良，组织营养不足，若使用冷疗，进一步使血管收缩，加重血液循环障碍，导致局部组织缺血缺氧而变性坏死。

2. 慢性炎症或深部化脓病灶

因冷疗使局部血流减少，妨碍炎症的吸收。

3. 组织损伤、破裂或有开放性伤口处

因冷疗可降低血液循环，增加组织损伤，且影响伤口愈合，尤其是大范围组织损伤，应禁止用冷疗。

4. 对冷过敏

对冷过敏者使用冷疗可出现红斑、荨麻疹、关节疼痛、肌肉痉挛等过敏症状。

5. 慎用冷疗法的情况

如昏迷、感觉异常、年老体弱者、婴幼儿、关节疼痛、心脏病、哺乳期产妇胀奶等应慎用冷疗法。

6. 冷疗的禁忌部位

（1）枕后、耳廓、阴囊处：用冷易引起冻伤。

（2）心前区：用冷可导致反射性心率减慢、心房纤颤或心室纤颤及房室传导阻滞。

（3）腹部：用冷易引起腹泻。

（4）足底：用冷可导致反射性末梢血管收缩影响散热或引起一过性冠状动脉收缩。

（三）方法

冰　袋

【目的】

降温、止血、镇痛、消炎。

【操作前准备】

1. 评估病人并解释

（1）评估：病人的年龄、病情、体温、治疗情况、局部皮肤状况、活动能力、合作程度及心理状态。

（2）解释：向病人或家属解释使用冰袋的目的、方法、注意事项及配合要点。

2. 病人准备

（1）了解冰袋使用的目的、方法、注意事项及配合要点。

（2）体位舒适、愿意合作。

3. 环境准备

室温适宜，酌情关闭门窗，避免对流风直吹病人。

4. 护士自身准备

衣帽整洁，修剪指甲，洗手，戴口罩。

5. 用物准备

（1）治疗车上层：治疗盘内备冰袋或冰囊、布套、毛巾；治疗盘外备冰块、帆布袋、木槌、脸盆及冷水、勺、手消毒液。

（2）治疗车下层：生活垃圾桶、医疗垃圾桶。

【注意事项】

（1）随时观察，检查冰袋有无漏水，是否夹紧。冰块融化后应及时更换，保持布袋干燥。

（2）观察用冷部位局部情况，皮肤色泽，防止冻伤。倾听病人主诉，有异常立即停止用冷。

（3）如为降温，冰袋使用后 30 分钟需测体温，当体温降至 39 ℃以下，应取下冰袋，并在体温单上做好记录。

【健康教育】

（1）向病人及家属介绍使用冰袋的目的、作用及正确的使用方法。

（2）说明使用冰袋的注意事项及应达到的治疗效果。

冰　帽

冰帽和冰槽常常用于头部降温，但冰槽目前在临床上较少使用，而冰帽的使用是临床上最常见的物理降温方法之一。

【目的】

头部降温，预防脑水肿。

【操作前准备】

1. 评估病人并解释

（1）评估：病人的年龄、病情、意识、治疗情况、头部状况、合作程度及心理状态。

（2）解释：向病人或家属解释使用冰帽的目的、方法、注意事项及配合要点。

2. 病人准备

（1）了解冰帽使用的目的、方法、注意事项及配合要点。

（2）体位舒适、愿意合作。

3. 环境准备

室温适宜，酌情关闭门窗。

4. 护士自身准备

衣帽整洁，修剪指甲，洗手，戴口罩。

5. 用物准备

（1）治疗车上层：治疗盘内备冰帽、肛表、海绵；治疗盘外备冰块、帆布袋、木槌、盆及冷水、勺、手消毒液。

（2）治疗车下层：水桶、医疗垃圾桶、生活垃圾桶。

【注意事项】

（1）观察冰帽有无破损、漏水，冰帽内的冰块融化后，应及时更换或添加。

（2）用冷时间不得超过30分钟，以防产生继发效应。

（3）加强观察，观察皮肤色泽，注意监测肛温，肛温不得低于30 ℃。

【健康教育】

（1）向病人及家属解释使用冰帽的目的、作用、方法。

（2）说明使用冰帽的注意事项及应达到的治疗效果。

冷湿敷

【目的】

止血、消炎、消肿、止痛。

【操作前准备】

1. 评估病人并解释

（1）评估：年龄、病情、体温、治疗情况、局部皮肤状况、活动能力、合作程度及心理状态。

（2）解释：向病人或家属解释使用冷湿敷的目的、方法、注意事项及配合要点。

2. 病人准备

（1）了解冷湿敷使用的目的、方法、注意事项及配合要点。

（2）体位舒适、愿意合作。

3. 环境准备

室温适宜，酌情关闭门窗，必要时屏风或床帘遮挡。

4. 护士自身准备

衣帽整洁，修剪指甲，洗手，戴口罩。

5. 用物准备

（1）治疗车上层：治疗盘内备敷布 2 块、凡士林、纱布、棉签、一次性治疗巾、手套、换药用物；治疗盘外备盛放冰水的容器，手消毒液。

（2）治疗车下层：医疗垃圾桶、生活垃圾桶。

【注意事项】

（1）注意观察局部皮肤情况及病人反应。

（2）敷布湿度得当，以不滴水为度。

（3）若为降温，则使用冷湿敷30分钟后应测量体温，并将体温记录在体温单上。

【健康教育】

（1）向病人及家属解释使用冷湿敷的目的、作用、方法。

（2）说明使用冷湿敷的注意事项及应达到的治疗效果。

温水拭浴或乙醇拭浴

【目的】

为高热病人降温。乙醇是一种挥发性的液体，拭浴时在皮肤上迅速蒸发，吸收和带走机体大量的热，而且乙醇又具有刺激皮肤使血管扩张的作用，因而散热能力较强。

【操作前准备】

1. 评估病人并解释

（1）评估：病人的年龄、病情、体温、意识、治疗情况、有无乙醇过敏史、皮肤状况、活动能力、合作程度及心理状态。

（2）解释：向病人或家属解释温水拭浴或乙醇拭浴的目的、方法、注意事项及配合要点。

2. 病人准备

了解温水拭浴或乙醇拭浴的目的、方法、注意事项及配合要点。

3. 环境准备

调节室温，关闭门窗，必要时床帘或屏风遮挡。

4. 护士自身准备

衣帽整洁，修剪指甲，洗手，戴口罩。

5. 用物准备

（1）治疗车上层：治疗盘内备大毛巾、小毛巾、热水袋及套、冰袋及套；治疗盘外备脸盆（内盛放 32~34 ℃温水 2/3 满或盛放 30 ℃、25%~35%乙醇 200~300 mL），手消毒液。必要时备干净衣裤。

（2）治疗车下层：医疗垃圾桶、生活垃圾桶。必要时备便器。

【注意事项】

（1）擦浴过程中，注意观察局部皮肤情况及病人反应。

（2）因心前区用冷可导致反射性心率减慢、心房纤颤或心室纤颤及房室传导阻滞，腹部用冷易引起腹泻，足底用冷可导致反射性末梢血管收缩影响散热或引起一过性冠状动脉收缩，故心前区、腹部、后颈、足底为拭浴的禁忌部位。因婴幼儿用乙醇擦拭皮肤易造成中毒，甚至导致昏迷和死亡，血液病病人用乙醇擦浴易导致或加重出血，故婴幼儿及血液病高热病人禁用乙醇拭浴

（3）拭浴时，以拍拭（轻拍）方式进行，避免用摩擦方式，因摩擦易生热。

【健康教育】

（1）向病人及家属解释全身降温的目的、作用、方法。

（2）说明全身降温应达到的治疗效果。

二、热疗法

（一）目的

1. 促进炎症的消散和局限

热疗使局部血管扩张，血液循环速度加快，促进组织中毒素、废物的排出；同时血量增多，白细胞数量增多，吞噬能力增强和新陈代谢增加，使机体局部或全身的抵抗力和修复力增强。因而炎症早期用热，可促进炎性渗出物吸收与消散，炎症后期用热，可促进白细胞释放蛋白溶解酶，使炎症局限。适用于睑腺炎（麦粒肿）、乳腺炎等病人。

2. 减轻疼痛

热疗可降低痛觉神经兴奋性，又可改善血液循环，加速致痛物质排出和炎性渗出物吸收，解除对神经末梢的刺激和压迫，因而可减轻疼痛。同时热疗可使肌肉松弛，增强结缔组织伸展性，增加关节的活动范围，减轻肌肉痉挛、僵硬，关节强直所致的疼痛。适用于腰肌劳损、肾绞痛、胃肠痉挛等病人。

3. 减轻深部组织的充血

热疗使皮肤血管扩张，使平时大量呈闭锁状态的动静脉吻合支开放，皮肤血流量增多。由于全身循环血量的重新分布，减轻深部组织的充血。

4. 保暖与舒适

热疗可使局部血管扩张，促进血液循环，将热带至全身，使体温升高，并使病人感到舒适。适用于年老体弱、早产儿、危重、末梢循环不良病人。

（二）禁忌

1. 未明确诊断的急性腹痛

热疗虽能减轻疼痛，但易掩盖病情真相，贻误诊断和治疗，有引发腹膜炎的危险。

2. 面部危险三角区的感染

因该处血管丰富，面部静脉无静脉瓣，且与颅内海绵窦相通，热疗可使血管扩张，血流增多，导致细菌和毒素进入血液循环，促进炎症扩散，易造成颅内感染和败血症。

3. 各种脏器出血、出血性疾病

热疗可使局部血管扩张，增加脏器的血流量和血管通透性而加重出血。血液凝固障碍的病人，用热会增加出血的倾向。

4. 软组织损伤或扭伤的初期（48 小时内）

热疗可促进血液循环，加重皮下出血、肿胀、疼痛。

5. 其他

（1）心、肝、肾功能不全者：大面积热疗使皮肤血管扩张，减少对内脏器官的血液供应，加重病情。

（2）皮肤湿疹：热疗可加重皮肤受损，也使病人增加痒感而不适。

（3）急性炎症：如牙龈炎、中耳炎、结膜炎，热疗可使局部温度升高，有利于细菌繁殖及分泌物增多，加重病情。

（4）孕妇：热疗可影响胎儿的生长。

（5）金属移植物部位、人工关节：金属是热的良好导体，用热易造成烫伤。

（6）恶性病变部位：热疗可使正常与异常细胞加速新陈代谢而加重病情，同时又促进血液循环而使肿瘤扩散、转移。

（7）睾丸：用热会抑制精子发育并破坏精子。

（8）麻疹、感觉异常者、婴幼儿、老年人慎用热疗。

（三）方法

热水袋

【目的】

保暖、解痉、镇痛、舒适。

【操作前准备】

1. 评估病人并解释

（1）评估：病人的年龄、病情、体温、意识、治疗情况、局部皮肤状况、活动能力、合作程度及心理状态。

（2）解释：向病人或家属解释使用热水袋的目的、方法、注意事项及配合要点。

2. 病人准备

（1）了解热水袋使用的目的、方法、注意事项及配合要点。

（2）体位舒适、愿意合作。

3. 环境准备

调节室温，酌情关闭门窗，避免对流风直吹病人。

4. 护士自身准备

衣帽整洁，修剪指甲，洗手，戴口罩。

5. 用物准备

（1）治疗车上层：治疗盘内备热水袋及套、水温计、毛巾；治疗盘外备：

盛水容器、热水，手消毒液。

（2）治疗车下层：医疗垃圾桶、生活垃圾桶。

【注意事项】

（1）经常检查热水袋有无破损，热水袋与塞子是否配套，以防漏水。

（2）炎症部位热敷时，热水袋灌水 1/3 满，以免压力过大，引起疼痛。

（3）特殊病人使用热水袋，应再包一块大毛巾或放于两层毯子之间，以防烫伤。

（4）加强巡视，定期检查局部皮肤情况，必要时床边交班。

【健康教育】

（1）向病人及家属解释使用热水袋的目的、作用、方法。

（2）说明使用热水袋的注意事项及应达到的治疗效果。

红外线灯及烤灯

可由红外线灯或鹅颈型烤灯（普通灯泡）提供辐射热，用于婴儿红臀、会阴部伤口及植皮供皮区等的照射治疗。

【目的】

消炎、镇痛、解痉、促进创面干燥结痂、保护肉芽组织生长。

【操作前准备】

1. 评估病人并解释

（1）评估：病人的年龄、病情、意识、治疗情况，局部皮肤状况，活动能力、合作程度及心理状态。

（2）向病人解释使用烤灯的目的、方法、注意事项及配合要点。

2. 病人准备

（1）了解烤灯使用的目的、方法、注意事项及配合要点。

（2）体位舒适、愿意合作。

3. 环境准备

调节室温，酌情关闭门窗，必要时屏风或床帘遮挡。

4. 护士自身准备

衣帽整洁，修剪指甲，洗手，戴口罩。

5. 用物准备

治疗车上备手消毒液，必要时备有色眼镜。另备红外线灯或鹅颈灯。

【注意事项】

（1）根据治疗部位选择不同功率灯泡：胸、腹、腰、背 500～1000W，手、足部 250W（鹅颈灯 40～60W）。

（2）由于眼内含有较多的液体，对红外线吸收较强，一定强度的红外线直接照射可引发白内障。因此前胸、面颈照射时，应戴有色眼镜或用纱布遮盖。

（3）意识不清、局部感觉障碍、血液循环障碍、瘢痕者，治疗时应加大灯距，防止烫伤。

（4）红外线多次治疗后，治疗部位皮肤可出现网状红斑、色素沉着。

（5）使用时避免触摸灯泡，或用布覆盖烤灯，以免发生烫伤及火灾。

【健康教育】

（1）向病人及家属解释使用烤灯的目的、作用、方法。

（5）说明使用烤灯的注意事项及治疗效果。

热湿敷

【目的】

解痉、消炎、消肿、止痛。

【操作前准备】

1. 评估病人并解释

（1）评估：病人的年龄、病情、治疗情况，局部皮肤、伤口状况，活动能力、合作程度及心理状态。

（2）解释：向病人或家属解释热湿敷的目的、方法、注意事项及配合要点。

2. 病人准备

（1）了解热湿敷使用的目的、方法、注意事项及配合要点。

（2）体位舒适、愿意合作。

3. 环境准备

调节室温，酌情关闭门窗，必要时屏风或床帘遮挡。

4. 护士自身准备

衣帽整洁，修剪指甲，洗手，戴口罩。

5. 用物准备

（1）治疗车上层：治疗盘内备敷布2块、凡士林、纱布、棉签、一次性治疗巾、棉垫、水温计、手套。

治疗盘外备：热水瓶，脸盆（内盛放热水），手消毒液。必要时备大毛巾、热水袋、换药用物。

（2）治疗车下层：医疗垃圾桶、生活垃圾桶。

【注意事项】

（1）若病人热敷部位不禁忌压力，可用热水袋放置在敷布上再盖以大毛巾，以维持温度。

（2）面部热敷者，应间隔 30 分钟后方可外出，以防感冒。

【健康教育】

（1）向病人及家属解释热湿敷的目的、作用、方法。

（2）说明热湿敷使用的注意事项及治疗效果。

热水坐浴

【目的】

消炎、消肿、止痛，促进引流，用于会阴部、肛门疾病及手术后。

【操作前准备】

1. 评估病人并解释

（1）评估：病人的年龄、病情、治疗情况，局部皮肤、伤口状况、活动能力、合作程度及心理状态。

（2）解释：向病人或家属解释热水坐浴的目的、方法、注意事项及配合要点。

2. 病人准备

（1）了解热水坐浴的目的、方法、注意事项及配合要点。

（2）排尿、排便，并清洗局部皮肤。

3. 环境准备

调节室温，关闭门窗，必要时床帘或屏风遮挡。

4. 护士自身准备

衣帽整洁，修剪指甲，洗手，戴口罩。

5. 用物准备

（1）治疗车上层：治疗盘内备水温计、药液（遵医嘱配制）、毛巾、无菌纱布；治疗盘外备消毒坐浴盆、热水瓶、手消毒液。必要时备换药用物。

（2）治疗车下层：医疗垃圾桶、生活垃圾桶。

（3）另备坐浴椅。

【注意事项】

（1）热水坐浴前先排尿、排便，因热水可刺激肛门、会阴部易引起排尿、排便反射。

（2）坐浴部位若有伤口，坐浴盆、溶液及用物必须无菌；坐浴后应用无菌技术处理伤口。

（3）女性病人经期、妊娠后期、产后2周内、阴道出血和盆腔急性炎症不宜坐浴，以免引起感染。

（4）坐浴过程中，注意观察病人的面色、脉搏、呼吸，倾听病人主诉，有异常时应停止坐浴，报告医生。

【健康教育】

（1）向病人及家属解释热水坐浴的目的、作用、方法。

（2）说明热水坐浴的注意事项及治疗效果。

温水浸泡

【目的】

消炎、镇痛、清洁、消毒创口，用于手、足、前臂、小腿部感染。

【操作前准备】

1. 评估病人并解释

（1）评估：病人的病情、治疗情况，局部皮肤、伤口状况，活动能力、合作程度及心理状态。

（2）解释：向病人或家属解释温水浸泡的目的、方法、注意事项及配合要点。

2. 病人准备

（1）了解温水浸泡的目的、方法、注意事项及配合要点。

（2）坐姿舒适、愿意合作。

3. 环境准备

调节室温，酌情关闭门窗。

4. 护士自身准备

衣帽整洁，修剪指甲，洗手，戴口罩。

5. 用物准备

（1）治疗车上层：治疗盘内备长镊子、纱布。治疗盘外备热水瓶、药液（遵医嘱准备）、浸泡盆（根据浸泡部位选用），手消毒液。必要时备换药用物。

（2）治疗车下层：医疗垃圾桶、生活垃圾桶。

【注意事项】

（1）浸泡部位若有伤口，浸泡盆、药液及用物必须无菌；浸泡后应用无菌技术处理伤口。

（2）浸泡过程中，注意观察局部皮肤，倾听病人主诉，随时调节水温。

【健康教育】

（1）向病人及家属解释温水浸泡的目的、作用、方法。

（2）说明温水浸泡的注意事项及治疗效果。

第四章　静脉输液与输血

静脉输液与输血是临床上用于纠正人体水、电解质及酸碱平衡失调，恢复内环境稳定并维持机体正常生理功能的重要治疗措施。正常情况下，人体内水、电解质、酸碱度均保持在恒定的范围内，以维持机体内环境的相对平衡状态，保证机体正常的生理功能。但在疾病和创伤时，水、电解质及酸碱平衡会发生紊乱。通过静脉输液与输血，可以迅速、有效地补充机体丧失的体液和电解质，增加血容量，改善微循环，维持血压。此外，通过静脉输注药物，还可以达到治疗疾病的目的。因此，护士必须熟练掌握有关输液、输血的理论知识和操作技能，以便在治疗疾病、保证病人安全和挽救病人生命过程中发挥积极、有效的作用。

第一节　静脉输液

静脉输液是将大量无菌溶液或药物直接输入静脉的治疗方法。对于静脉输液，护士的主要职责是遵医嘱建立静脉通道、监测输液过程以及输液完毕的处理。同时，还要了解治疗目的、输入药物的种类和作用、预期效果、可能发生的不良反应及处理方法。

一、静脉输液的原理及目的

（一）静脉输液的原理

静脉输液是利用大气压和液体静压形成的输液系统内压高于人体静脉压的原

理将液体输入静脉内。

（二）静脉输液的目的

1. 补充水分及电解质，预防和纠正水、电解质及酸碱平衡紊乱

常用于各种原因引起的脱水、酸碱平衡失调病人，如腹泻、剧烈呕吐、大手术后的病人。

2. 增加循环血量，改善微循环，维持血压及微循环灌注量

常用于严重烧伤、大出血、休克等病人。

3. 供给营养物质，促进组织修复，增加体重，维持正氮平衡

常用于慢性消耗性疾病、胃肠道吸收障碍及不能经口进食（如昏迷、口腔疾病）的病人。

4. 输入药物，治疗疾病

如输入抗生素控制感染；输入解毒药物达到解毒作用；输入脱水剂降低颅内压等。

二、静脉输液的常用溶液及作用

（一）晶体溶液

晶体溶液分子量小，在血管内存留时间短，对维持细胞内外水分的相对平衡具有重要作用，可有效纠正体液及电解质平衡失调。常用的晶体溶液包括：

1. 葡萄糖溶液

用于补充水分及热量，减少蛋白质消耗，防止酮体产生，促进钠（钾）离子进入细胞内。每克葡萄糖在体内氧化可产生 16.480J（4cal）的热量。葡萄糖进入人体后，迅速分解，一般不产生高渗作用，也不引起利尿作用。临床常用的

葡萄糖溶液有葡萄糖溶液和10%葡萄糖溶液。

2. 等渗电解质溶液

用于补充水分和电解质，维持体液和渗透压平衡。体液丢失时往往伴有电解质的紊乱，血浆容量与血液中钠离子水平密切相关，缺钠时，血容量往往也降低。因此，补充液体时应兼顾水与电解质的平衡。常用的等渗电解质溶液包括0.9%氯化钠溶液、复方氯化钠溶液（林格氏等渗溶液）和5%葡萄糖氯化钠溶液。

3. 碱性溶液

用于纠正酸中毒，调节酸碱平衡失调。常用的碱性溶液包括：

（1）碳酸氢钠（$NaHCO_3$）溶液：$NaHCO_3$进入人体后，解离成钠离子和碳酸氢根离子，碳酸氢根离子可以和体液中剩余的氢离子结合生成碳酸，最终以二氧化碳和水的形式排出体外。此外，$NaHCO_3$还可以直接提升血中二氧化碳结合力。其优点是补碱迅速，且不易加重乳酸血症。但需注意的是，$NaHCO_3$在中和酸以后生成的碳酸（H_2CO_3）必须以二氧化碳（CO_2）的形式经肺呼出，因此对呼吸功能不全的病人，此溶液的使用受到限制。临床常用的碳酸氢钠溶液的浓度有5%和1.4%两种。

（2）乳酸钠溶液：乳酸钠进入人体后，可解离为钠离子和乳酸根离子，钠离子在血中与碳酸氢根离子结合形成碳酸氢钠。乳酸根离子可与氢离子生成乳酸。但值得注意的是，某些情况下，如休克、肝功能不全、缺氧、右心衰竭病人或新生儿，对乳酸的利用能力相对较差，易加重乳酸血症，故不宜使用。临床上常用的乳酸钠溶液的浓度有11.2%和1.84%两种。

4. 高渗溶液

用于利尿脱水，可以在短时间内提高血浆渗透压，回收组织水分进入血管，消除水肿，同时可以降低烦内压，改善中枢神经系统的功能。临床上常用的高渗溶液有 20% 甘露醇、25% 山梨醇和 25% ~ 50% 葡萄糖溶液。

（二）胶体溶液

胶体溶液分子量大，其溶液在血管内存留时间长，能有效维持血浆胶体渗透压，增加血容量，改善微循环，提高血压。临床上常用的胶体溶液包括：

1. 右旋糖酐溶液

为水溶性多糖类高分子聚合物。常用溶液有中分子右旋糖酐和低分子右旋糖酐两种。中分子右旋糖酐有提高血浆胶体渗透压和扩充血容量的作用；低分子右旋糖酐的主要作用是降低血液黏稠度，减少红细胞聚集，改善血液循环和组织灌注量，防止血栓形成。

2. 代血浆

作用与低分子右旋糖酐相似，其扩容效果良好，输入后可使循环血量和心排血量显著增加，在体内停留时间较右旋糖酐长，且过敏反应少，急性大出血时可与全血共用。常用的代血浆有羟乙基淀粉（706 代血浆）、明胶多肽注射液、聚乙烯吡咯酮等。

3. 血液制品

输入后能提高胶体渗透压，扩大和增加循环血容量，补充蛋白质和抗体，有助于组织修复和提高机体免疫力。常用的血液制品有 5% 白蛋白和血浆蛋白等。

（三）静脉高营养液

高营养液能提供热量，补充蛋白质，维持正氮平衡，并补充各种维生素和矿物质。主要成分包括氨基酸、脂肪酸、维生素、矿物质、高浓度葡萄糖或右旋糖酐以及水分。凡是营养摄入不足或不能经消化道供给营养的病人均可使用静脉插管输注高营养溶液的方法来维持营养的供给。常用的高营养液包括复方氨基酸、脂肪乳等。

输入溶液的种类和量应根据病人体内水、电解质及酸碱平衡紊乱的程度来确定，通常遵循"先晶后胶""先盐后糖""宁酸勿碱"的原则。在给病人补钾过程中，应遵循"四不宜"原则，即：不宜过浓；不宜过快；不宜过多；不宜过早（见尿后补钾）。输液过程中应严格掌握输液速度，随时观察病人的反应，并根据病人的病情变化及时做出相应的调整。

三、常用输液部位

输液时应根据病人的年龄、神志、体位、病情状况、病程长短、溶液种类、输液时间、静脉情况或即将进行的手术部位等情况来选择穿刺的部位。常用的输液部位包括：

1. 周围浅静脉

周围浅静脉是指分布于皮下的肢体末端的静脉。上肢常用的浅静脉有肘正中静脉、头静脉、贵要静脉、手背静脉网。手背静脉网是成年病人输液时的首选部位；肘正中静脉、贵要静脉和头静脉可以用来采集血标本、静脉推注药液或作为经外周中心静脉置管的穿刺部位。

下肢常用的浅静脉有大隐静脉、小隐静脉和足背静脉网，但下肢的浅静脉不作为静脉输液时的首选部位，因为下肢静脉有静脉瓣，容易形成血栓。小儿常用足背静脉，但成人不主张用足背静脉，因其容易引起血栓性静脉炎。

2. 头皮静脉

由于头皮静脉分布较广，互相沟通，交错成网，且表浅易见，不宜滑动，便于固定，因此，常用于小儿的静脉输液。较大的头皮静脉有颞浅静脉、额静脉、枕静脉和耳后静脉。

3. 锁骨下静脉和颈外静脉

常用于中心静脉插管。需要长期持续输液或需要静脉高营养的病人多选择此部位。将导管从锁骨下静脉或颈外静脉插入，远端留置在右心室上方的上腔静脉。

护士在为病人进行静脉输液前要认真选择合适的穿刺部位。在选择穿刺部位时要注意以下几个问题：第一，因为老年人和儿童的血管脆性较大，应尽量避开易活动或凸起的静脉，如手背静脉。第二，穿刺部位应避开皮肤表面有感染、渗出的部位，以免将皮肤表面的细菌带入血管。第三，禁止使用血管透析的端口或瘘管的端口进行输液。第四，如果病人需要长期输液，应注意有计划地更换输液部位，以保护静脉。通常静脉输液部位的选择应从远心端静脉开始，逐渐向近心端使用。

四、常用静脉输液法

按照输入的液体是否与大气相通，可以将静脉输液法划分为密闭式静脉输液法和开放式静脉输液法；按照进入血管通道器材所到达的位置，又可将静脉输液法划分为周围静脉输液法和中心静脉输液法。

（一）密闭式周围静脉输液法

【目的】

同"静脉输液的目的"。

【准备】

1. 评估病人并解释

（1）评估：病人的年龄、病情、意识状态及营养状况等；心理状态及配合程度；穿刺部位的皮肤、血管状况及肢体活动度。

（2）解释：向病人及家属解释输液的目的、方法、注意事项及配合要点。

2. 病人准备

（1）了解静脉输液的目的、方法、注意事项及配合要点。

（2）输液前排尿或排便。

（3）取舒适卧位。

3. 环境准备

整洁、安静、舒适、安全。

4. 护士准备

衣帽整洁，修剪指甲，洗手，戴口罩。

5. 用物准备

（1）治疗车上层：注射盘用物一套、弯盘、液体及药物（按医嘱准备）、加药用注射器及针头、止血带、胶布（或输液敷贴）、静脉小垫枕、一次性治疗巾、瓶套、砂轮、开瓶器、输液器一套、输液贴、输液卡、输液记录单、手消毒液。静脉留置针输液法需另备静脉留置针一套、封管液（无菌生理盐水或稀释肝素溶液）。

（2）治疗车下层：锐器收集盒、生活垃圾桶、医用垃圾桶。

（3）其他：输液架，必要时备小夹板、棉垫及绷带、输液泵。

【注意事项】

（1）严格执行无菌操作及查对制度，预防感染及差错事故的发生。

（2）根据病情需要合理安排输液顺序，并根据治疗原则，按急、缓及药物半衰期等情况合理分配药物。

（3）对需要长期输液的病人，要注意保护和合理使用静脉，一般从远端小静脉开始穿刺（抢救时可例外）。

（4）输液前要排尽输液管及针头内的空气，药液滴尽前要及时更换输液瓶（袋）或拔针，严防造成空气栓塞。

（5）注意药物的配伍禁忌，对于刺激性或特殊药物，应在确认针头已刺入静脉内时再输入。

（6）严格掌握输液的速度。对有心、肺、肾疾病的病人，老年病人、婴幼儿以及输注高渗、含钾或升压药液的病人，要适当减慢输液速度；对严重脱水，心肺功能良好者可适当加快输液速度。

（7）输液过程中要加强巡视，注意观察下列情况：

①滴入是否通畅，针头或输液管有无漏液，针头有无脱出、阻塞或移位，输液管有无扭曲、受压。

②有无溶液外溢，注射局部有无肿胀或疼痛。有些药物如甘露醇、去甲肾上腺素等外溢后会引起局部组织坏死，如发现上述情况，应立即停止输液并通知医生予以处理。

③密切观察病人有无输液反应，如病人出现心悸、畏寒、持续性咳嗽等情况，应立即减慢或停止输液，并通知医生，及时处理。

每次观察巡视后，应做好记录（记录在输液巡视卡或护理记录单上）。

（8）若采用静脉留置针输液法，要严格掌握留置时间。一般静脉留置针可以保留 3~5 天，最好不要超过 7 天。严格按照产品说明执行。

【健康教育】

（1）向病人说明年龄、病情及药物性质是决定输液速度的主要因素，嘱病人不可自行随意调节输液滴速以免发生意外。

（2）向病人介绍常见输液反应的症状及防治方法，告知病人一旦出现输液反应的表现，应及时使用呼叫器。

（3）对于需要长期输液的病人，护士应做好病人的心理护理，消除其焦虑和厌烦情绪。

（二）密闭式中心静脉输液法

密闭式中心静脉输液法包括颈外静脉穿刺置管输液法、锁骨下静脉穿刺置管输液法及外周静脉置入中心静脉导管（peripherally inserted central venous catheters, PICC）输液法。临床上，前两种密闭式中心静脉输液法的操作多由医生完成，护士的主要职责是术中配合以及插管后的输液及护理，而 PICC 的操作多由临床专科护士完成。

五、常见输液故障及排除方法

（一）溶液不滴

1. 针头滑出血管外

液体注入皮下组织，可见局部肿胀并有疼痛。处理：将针头拔出，另选血管重新穿刺。

2. 针头斜面紧贴血管壁

妨碍液体顺利滴入血管。处理：调整针头位置或适当变换肢体位置，直到点滴通畅为止。

3. 针头阻塞

一手捏住滴管下端输液管，另一手轻轻挤压靠近针头端的输液管，若感觉有阻力，松手又无回血，则表示针头可能已阻塞。处理：更换针头，重新选择静脉穿刺。切忌强行挤压导管或用溶液冲注针头，以免凝血块进入静脉造成栓塞。

4. 压力过低

由于输液瓶（袋）位置过低或病人肢体抬举过高或病人周围循环不良所致。处理：适当抬高输液瓶（袋）或放低肢体位置。

5. 静脉痉挛

由于穿刺肢体暴露在冷的环境中时间过长或输入的液体温度过低所致。处理：局部进行热敷以缓解痉挛。

（二）茂菲滴管液面过高

当茂菲滴管液面过高时，可以将输液瓶（袋）从输液架上取下，倾斜液体面，使输液管插入瓶（袋）内的针头露出液面上。必要时，可用手挤压输液管上端，瓶（袋）内空气即进入输液管内，使液体缓缓流下，直至露出液面，再挂于输液架上，继续进行输液。

（三）茂菲滴管内液面过低

当茂菲滴管内液面过低时，可用左手捏紧茂菲滴管下端的输液管，右手轻轻挤压茂菲滴管上端的输液管，待液体进入茂菲滴管内后，松开左手即可。

（四）输液过程中，茂菲滴管内液面自行下降

输液过程中，如果茂菲滴管内的液面自行下降，应检查滴管上端输液管与滴管的衔接是否松动、滴管有无漏气或裂隙，必要时更换输液器。

六、常见输液反应及护理

（一）发热反应

1. 原因

因输入致热物质引起。多由于用物清洁灭菌不彻底，输入的溶液或药物制品

不纯、消毒保存不良，输液器消毒不严或被污染，输液过程中未能严格执行无菌操作所致。

2. 临床表现

多发生于输液后数分钟至 1 小时。病人表现为发冷、寒战、发热。轻者体温在 38 ℃左右，停止输液后数小时内可自行恢复正常；严重者初起寒战，继之高热，体温可达 40 ℃以上，并伴有头痛、恶心、呕吐、脉速等全身症状。

3. 护理

（1）预防：①输液前认真检查药液的质量，输液用具的包装及灭菌日期、有效期；②严格无菌操作。

（2）处理：①发热反应轻者，应立即减慢点滴速度或停止输液，并及时通知医生；②发热反应严重者，应立即停止输液，并保留剩余溶液和输液器，必要时送检验科做细菌培养，以查找发热反应的原因；③对高热病人，应给予物理降温，严密观察生命体征的变化，必要时遵医嘱给予抗过敏药物或激素治疗。

（二）循环负荷过重反应

循环负荷过重反应也称为急性肺水肿。

1. 原因

（1）由于输液速度过快，短时间内输入过多液体，使循环血容量急剧增加，心脏负荷过重引起。

（2）病人原有心肺功能不良，尤多见于急性左心功能不全者。

2. 临床表现

病人突然出现呼吸困难、胸闷、咳嗽、咯粉红色泡沫样痰，严重时痰液可从口、鼻腔涌出。听诊肺部布满湿啰音，心率快且节律不齐。

3. 护理

（1）预防：输液过程中，密切观察病人情况，注意控制输液的速度和输液量，尤其对老年人、儿童及心肺功能不全的病人更需慎重。

（2）处理：①出现上述表现，应立即停止输液并迅速通知医生，进行紧急处理。如果病情允许，可协助病人取端坐位，双腿下垂，以减少下肢静脉回流，减轻心脏负担。同时安慰病人以减轻其紧张心理；②给予高流量氧气吸入，一般氧流量为 6~8L/min，以提高肺泡内压力，减少肺泡内毛细血管渗出液的产生。同时，湿化瓶内加入 20%~30% 的乙醇溶液，以减低肺泡内泡沫表面的张力，使泡沫破裂消散，改善气体交换，减轻缺氧症状；③遵医嘱给予镇静、平喘、强心、利尿和扩血管药物，以稳定病人紧张情绪，扩张周围血管，加速液体排出，减少回心血量，减轻心脏负荷；④必要时进行四肢轮扎。用橡胶止血带或血压计袖带适当加压四肢以阻断静脉血流，可有效地减少回心血量；⑤此外，静脉放血 200~300 mL 也是一种有效减少回心血量的最直接的方法，但应慎用，贫血者应禁忌采用。

（三）静脉炎

1. 原因

（1）主要原因是长期输注高浓度、刺激性较强的药液，或静脉内放置刺激性较强的塑料导管时间过长，引起局部静脉壁发生化学炎性反应。

（2）也可由于在输液过程中未能严格执行无菌操作，导致局部静脉感染。

2. 临床表现

沿静脉走向出现条索状红线，局部组织发红、肿胀、灼热、疼痛，有时伴有畏寒、发热等全身症状。

3. 护理

（1）预防：①严格执行无菌技术操作；②对血管壁有刺激性的药物应充分稀释后再应用，适当放慢点滴速度，并防止药液漏出血管外；③有计划地更换输液部位，以保护静脉。

（2）处理：①停止在此部位静脉输液，并将患肢抬高、制动。局部用50%硫酸镁或95%乙醇溶液行湿热敷，每日2次，每次20分钟；②超短波理疗，每日1次，每次15~20分钟；③中药治疗。将如意金黄散加醋调成糊状，局部外敷，每日2次，具有清热、止痛、消肿的作用；④如合并感染，遵医嘱给予抗生素治疗。

（四）空气栓塞

1. 原因

（1）输液导管内空气未排尽；导管连接不紧，有漏气。

（2）拔出较粗的、近胸腔的深静脉导管后，穿刺点封闭不严密。

（3）加压输液、输血时无人守护；液体输完未及时更换药液或拔针，均有发生空气栓塞的危险。

进入静脉的空气，随血流（经上腔静脉或下腔静脉）首先被带到右心房，然后进入右心室。如空气量少，则随血液被右心室压入肺动脉并分散到肺小动脉内，最后经毛细血管吸收，因而损害较小。如空气量大，空气进入右心室后阻塞在肺动脉入口，使右心室内的血液（静脉血）不能进入肺动脉，因而从机体组织回流的静脉血不能在肺内进行气体交换，引起机体严重缺氧而死亡。

2. 临床表现

病人感到胸部异常不适或有胸骨后疼痛，随即发生呼吸困难和严重的发绀，并伴有濒死感。听诊心前区可闻及响亮的、持续的"水泡声"。心电图呈现心肌缺血和急性肺心病的改变。

3. 护理

（1）预防：①输液前认真检查输液器的质量，排尽输液导管内的空气；②输液过程中加强巡视，及时添加药液或更换输液瓶。输液完毕及时拔针。加压输液时应安排专人在旁守护；③拔出较粗的、近胸腔的深静脉导管后，必须立即严密封闭穿刺点。

（2）处理：①如出现上述临床表现，应立即将病人置于左侧卧位，并保持头低足高位。该体位有助于气体浮向右心室尖部，避免阻塞肺动脉入口。随着心脏的舒缩，空气被血液打成泡沫，可分次小量进入肺动脉内，最后逐渐被吸收；②给予高流量氧气吸入，以提高病人的血氧浓度，纠正缺氧状态；③有条件时可使用中心静脉导管抽出空气；④严密观察病人病情变化，如有异常及时对症处理。

七、输液微粒污染

输液微粒是指输入液体中的非代谢性颗粒杂质，其直径一般为 1~15 μm，少数较大的输液微粒直径可达 50~30 μm。输入溶液中微粒的多少决定着液体的透明度，因此，可由此判断液体的质量。输液微粒污染是指在输液过程中，将输液微粒带入人体，对人体造成严重危害的过程。

（一）输液微粒的来源

（1）药液生产制作工艺不完善，混入异物与微粒，如水、空气、原材料的污染等。

（2）溶液瓶、橡胶塞不洁净，液体存放时间过长，玻璃瓶内壁和橡胶塞被药液浸泡时间过久，腐蚀剥脱形成输液微粒。

（3）输液器及加药用的注射器不洁净。

（4）输液环境不洁净，切割安瓿，开瓶塞、加药时反复穿刺橡胶塞导致橡胶塞撕裂等，均可导致微粒进入液体内，产生输液微粒污染。

（二）输液微粒污染的危害

输液微粒污染对机体的危害主要取决于微粒的大小、形状、化学性质以及微粒堵塞血管的部位、血流阻断的程度及人体对微粒的反应等。肺、脑、肝及肾脏等是最容易被微粒损害的部位。输液微粒污染对机体的危害包括：

（1）直接阻塞血管，引起局部供血不足，组织缺血、缺氧，甚至坏死。

（2）红细胞聚集在微粒上，形成血栓，引起血管栓塞和静脉炎。

（3）微粒进入肺毛细血管，可引起巨噬细胞增殖，包围微粒形成肺内肉芽肿，影响肺功能。

（4）引起血小板减少症和过敏反应。

（5）微粒刺激组织而产生炎症或形成肿块。

（三）防止和消除微粒污染的措施

1. 制剂生产方面

严把制剂生产过程中的各个环节，如改善车间的环境卫生条件，安装空气净化装置，防止空气中悬浮的尘粒与细菌污染。严格执行制剂生产的操作规程，工作人员要穿工作服、工作鞋，戴口罩，必要时戴手套。选用优质材料，采用先进工艺，提高检验技术，确保药液质量。

2. 输液操作方面

（1）采用密闭式一次性医用输液器以减少污染机会。

（2）输液前认真检查液体的质量，注意其透明度、有效期以及溶液瓶有无裂痕、瓶盖有无松动、瓶签字迹是否清晰等。

（3）净化治疗室空气。有条件者可采用超净工作台进行输液前的配液准备工作或药物的添加。

（4）在通气针头或通气管内放置空气过滤器，防止空气中的微粒进入液体中。

（5）严格执行无菌技术操作，遵守操作规程。药液应现用现配，避免污染。

（6）净化病室内空气。有条件的医院在一般病室内也安装空气净化装置，减少病原微生物和尘埃的数量，创造洁净的输液环境。

第二节　静脉输血

静脉输血是将全血或成分血如血浆、红细胞、白细胞或血小板等通过静脉输入体内的方法。输血是急救和治疗疾病的重要措施之一，在临床上广泛应用。

一、静脉输血的目的及原则

（一）输血的目的

1. 补充血容量

增加有效循环血量，改善心肌功能和全身血液灌流，提升血压，增加心排血量，促进循环。用于失血、失液引起的血容量减少或休克病人。

2. 纠正贫血

增加血红蛋白含量，促进携氧功能。用于血液系统疾病引起的严重贫血和某些慢性消耗性疾病的病人。

3. 补充血浆蛋白

增加蛋白质，改善营养状态，维持血浆胶体渗透压，减少组织渗出和水肿，保持有效循环血量。用于低蛋白血症以及大出血、大手术的病人。

4. 补充各种凝血因子和血小板

改善凝血功能，有助于止血。用于凝血功能障碍（如血友病）及大出血的病人。

5. 补充抗体、补体等血液成分

增强机体免疫力，提高机体抗感染的能力。用于严重感染的病人。

6. 排除有害物质

一氧化碳、苯酚等化学物质中毒时，血红蛋白失去了运氧能力或不能释放氧气供机体组织利用。为了改善组织器官的缺氧状况，可以通过换血疗法，把不能释放氧气的红细胞换出。溶血性输血反应及重症新生儿溶血病时，也可采用换血治疗。为了排除血浆中的自身抗体，可采用换血浆法。

（二）静脉输血的原则

（1）输血前必须做血型鉴定及交叉配血试验。

（2）无论是输全血还是输成分血，均应选用同型血液输注。但在紧急情况下，如无同型血，可选用 O 型血输给病人。AB 型血的病人除可接受 O 型血外，还可以接受其他异型血型的血（A 型血和 B 型血），但要求直接交叉配血试验阴性（不凝集），而间接交叉试验可以阳性（凝集）。因为输入的量少，输入的血清中的抗体可被受血者体内大量的血浆稀释，而不足以引起受血者的红细胞的凝集，故不出现反应。因此，在这种特殊情况下，必须一次输入少量血，一般最多不超过 400 mL，且要放慢输入速度。

（3）病人如果需要再次输血，则必须重新做交叉配血试验，以排除机体已产生抗体的情况。

二、血液制品的种类

（一）全血

全血指采集的血液未经任何加工而全部保存备用的血液。全血可分为新鲜血和库存血两类。

1. 新鲜血

2~6 ℃保存 5 天内的酸性枸橼酸盐葡萄糖（ACD）全血或保存 10 天内的枸橼酸盐葡萄糖（CPD）全血都可视为新鲜血。适用于血液病病人。

2. 库存血

库存血指在 2~6 ℃环境下保存 2~3 周的全血。库存血虽含有血液的所有成分，但其有效成分随保存时间的延长而发生变化。其中白细胞、血小板和凝血因子等成分破坏较多。含保存液的血液 pH 为 7.0~7.25，随着保存时间延长，葡萄糖分解，乳酸增高，pH 逐渐下降。此外，由于红、白细胞逐渐破坏，细胞内钾离子外溢，使血浆钾离子浓度升高，酸性增强。因此，大量输注库存血要防止酸中毒和高血钾的发生。库存血适用于各种原因引起的大出血。

（二）成分血

成分血是在一定的条件下，采用特定的方法将全血中一种或多种血液成分分离出而制成的血液制剂与单采成分血的统称。成分血的优点是纯度高、针对性强、效能高、副作用小、可一血多用，是目前临床常用的输血类型。常用的成分血有以下几种。

1. 血浆

是全血经分离后所得到的液体部分。主要成分是血浆蛋白，不含血细胞，无凝集原。可用于补充血容量、蛋白质和凝血因子。

（1）新鲜冰冻血浆：全血于采集6~8小时内离心分离出血浆后，在-18℃以下的环境下保存，保质期1年。适用于血容量及血浆蛋白较低的病人。输注前须在37℃水浴中融化，并于24小时内输入，以免纤维蛋白原析出。

（2）冰冻血浆：新鲜冰冻血浆保存超过1年后继续保存，或新鲜冰冻血浆分离出冷沉淀层，或超过保质期5天以内的全血分离出血浆后保存在-18℃以下的环境下，保质期4年，称为冰冻血浆。

2. 红细胞

可增加血液的携氧能力，用于贫血病人、失血多的手术病人，也可用于心功能衰竭的病人补充红细胞，以避免心脏负荷过重。

（1）浓缩红细胞：是新鲜血经离心或沉淀去除血浆后的剩余部分，在2~6℃环境下保存，浓缩血细胞比容通常为0.65~0.80。适用于携氧功能缺陷和血容量正常的贫血病人。

（2）洗涤红细胞：红细胞经生理盐水洗涤数次后，再加适量生理盐水制成。可以去除99%血浆、90%白细胞及大部分血小板，2~6℃环境下保存时间不超过24小时。适用于器官移植术后病人及免疫性溶血性贫血病人。

（3）去白细胞浓缩红细胞：全血或红细胞经去白细胞过滤器后所得的红细胞，在2~6℃环境下保存。适用于因白细胞抗体造成输血发热反应和原因不明的发热反应病人，也可用于骨髓和器官移植、免疫缺乏或免疫抑制性贫血、再生障碍性贫血病人。

（4）悬浮红细胞：提取血浆后的红细胞加入等量红细胞保养液制成，在2~6℃环境下保存。适用于战地急救及中小手术者。

3. 白细胞浓缩悬液

新鲜全血离心后取其白膜层的白细胞，于4℃环境下保存，48小时内有效。也可将新鲜全血经血细胞分离机单采后制成粒细胞浓缩悬液，20~24℃环境下保存，保存期为 24 小时。用于粒细胞缺乏伴严重感染的病人。

4. 浓缩血小板

全血离心所得，20~24 ℃ 环境下保存，以普通采血袋盛装的浓缩血小板保存期为 24 小时，以专用血小板存储袋盛装的可保存 5 天。用于血小板减少或功能障碍性出血的病人。

（三）其他血液制品

1. 白蛋白制剂

从血浆中提纯而得，能提高机体血浆蛋白及胶体渗透压。白蛋白溶液相当稳定，2~6 ℃ 环境下保存，有效期为 5 年，临床上常用 10 g/瓶和 5g/瓶两种，白蛋白浓度为 20%~25%。用于治疗由各种原因引起的低蛋白血症的病人，如外伤、肝硬化、肾病及烧伤等。

2. 免疫球蛋白制剂

静注用免疫球蛋白用于免疫抗体缺乏的病人，预防和治疗病毒、细菌感染性疾病等。特异性免疫球蛋白是用相应抗原免疫后，从含有高效价的特异性抗体的血浆中提纯制备的，如抗牛痘、抗风渗、抗破伤风、抗狂犬病、抗乙型肝炎和抗 Rh 免疫球蛋白等。

3. 凝血因子制剂

如冷沉淀凝血因子、因子Ⅷ浓缩剂、因子Ⅸ浓缩剂、凝血酶原复合物、纤维蛋白原等。可有针对性地补充某些凝血因子的缺乏，适用于各种原因引起的凝血因子缺乏的出血性疾病。

三、静脉输血的适应证与禁忌证

（一）静脉输血的适应证

1. 各种原因引起的大出血

为静脉输血的主要适应证。一次出血量<500 mL 时，可由组织间液进入血液循环而得到代偿。失血量在 500 ~ 800 mL 时，需要立即输血，一般首选晶体溶液、胶体溶液或少量血浆增量剂输注。失血量>1000 mL 时，应及时补充全血或血液成分。值得注意的是，血或血浆不宜用作扩容剂，晶体溶液结合胶体溶液扩容是治疗失血性休克的主要方案。血容量补足之后，输血的目的是提高血液的携氧能力，此时应首选红细胞制品。

2. 贫血或低蛋白血症

输入全血、浓缩或洗涤红细胞可纠正贫血，血浆、白蛋白液可用于低蛋白血症。

3. 严重感染

输入新鲜血可补充抗体、补体，增强机体抗感染能力。一般采用少量多次输入新鲜血或成分血，切忌使用库存血。

4. 凝血功能障碍

对患有出血性疾病的病人，可输新鲜血或成分血，如血小板、凝血因子、纤维蛋白原等。

（二）静脉输血的禁忌证

静脉输血的禁忌证包括：急性肺水肿、充血性心力衰竭、肺栓塞、恶性高血压、真性红细胞增多症、肾功能极度衰竭及对输血有变态反应者。

四、血型及交叉配血试验

（一）血型与红细胞凝集

血型通常是指红细胞膜上特异性抗原的类型。若将血型不相容的两个人的血液滴加在载玻片上并使之混合，则红细胞可凝集成簇，这个现象称为红细胞凝集。在补体的作用下，凝集的红细胞破裂，发生溶血。当输入与病人血型不相容的血液时，其血管内可发生红细胞凝集和溶血反应，甚至可危及病人的生命。

红细胞凝集的实质是抗原-抗体反应。由于红细胞膜上的特异性抗原（一些特异蛋白质或糖酯）能促使红细胞凝集，在凝血反应中起抗原作用，故又称为凝集原。能与红细胞膜上的凝集原起反应的特异性抗体则称为凝集素。

根据红细胞所含的凝集原不同，可把人的血型分成若干类型。迄今为止，世界上已经发现了 25 个不同的红细胞血型系统，与临床关系最密切的是 ABO 血型系统和 Rh 血型系统。

1. ABO 血型系统

人的红细胞内含有 A、B 两种类型的凝集原，按照红细胞膜上所含凝集原的不同，将人的血液分为 A、B、AB、O 四型。红细胞膜上仅含有 A 凝集原者，为 A 型血；仅含 B 凝集原者，为 B 型血；同时含 A、B 两种凝集原者，为 AB 型血；既不含 A 也不含 B 凝集原者，为 O 型血。不同血型的人的血清中含有不同的抗体，但不会含有与自身红细胞抗原相应的抗体。在 A 型血者的血清中只含有抗 B 抗体（凝集素）；B 型血者的血清中只含有抗 A 抗体（凝集素）；O 型血者的血清中含有抗 A 和抗 B 两种抗体（凝集素）；而 AB 型血者的血清中不含抗体（凝集素），这也是 AB 型血的人可以接受任何血型的血液的原因。

2. Rh 血型系统

（1）Rh 血型系统的抗原与分型：人类红细胞除了含有 A、B 抗原外，还有

C、c、D、d、E、e 六种抗原，称为 Rh 抗原（也称为 Rh 因子）。Rh 抗原只存在于红细胞上。因 D 抗原的抗原性最强，故临床意义最为重要。医学上通常将红细胞膜上含有 D 抗原者称为 Rh 阳性，红细胞膜上缺乏 D 抗原者称为 Rh 阴性。

（2）Rh 血型系统的分布：在我国各族人群中，汉族和其他大部分民族的人 Rh 阳性者约为 99%，Rh 阴性者仅占 1% 左右。在有些民族的人群中，Rh 阴性者较多，如塔塔尔族为 15.8%，苗族为 12.3%，布依族和乌孜别克族为 8.7%。在这些民族居住的地区，Rh 血型的问题应受到特别重视。

（3）Rh 血型的特点及临床意义：与 ABO 血型系统不同，人的血清中不存在抗 Rh 的天然抗体，只有当 Rh 阴性者在接受 Rh 阳性者的血液后，才会通过体液性免疫产生抗 Rh 的免疫性抗体，通常于输血后 2~4 个月血清中抗 Rh 的抗体水平达到高峰。因此，Rh 阴性的受血者在第一次接受 Rh 阳性血液的输血后，一般不产生明显的输血反应，但在第二次或多次再输入 Rh 阳性的血液时，即可发生抗原-抗体反应，输入的红细胞会被破坏而发生溶血。

（二）血型鉴定和交叉配血试验

为了避免输入不相容的红细胞，供血者与受血者之间必须进行血型鉴定和交叉配血试验。血型鉴定主要是鉴定 ABO 血型和 Rh 因子，交叉配血试验是检验其他次要的抗原与其相应抗体的反应情况。

1. 血型鉴定

（1）ABO 血型鉴定：利用红细胞凝集试验，通过正（细胞试验）、反（血清试验）定型可以准确鉴定 ABO 血型。ABO 血型系统正定型是指用定型试剂和被检红细胞反应所鉴定出的 ABO 血型。若被检红细胞在抗 A 血清中发生凝集，而在抗 B 血清中不发生凝集，说明被检血液为 A 型；若被检红细胞在抗 B 血清中发生凝集，而在抗 A 血清中不发生凝集，说明被检血液为 B 型；若被检红细胞在抗 A 血清和抗 B 血清中均凝集，说明被检血液为 AB 型；若被检红细胞在抗 A

血清和抗 B 血清中均不凝集，则被检血液为 O 型。反定型是指用被检者血清和已知 ABO 血型的试剂红细胞进行反应所鉴定出的 ABO 血型。正、反定型可以相互参照，发现 ABO 亚型的存在。

（2）Rh 血型鉴定：Rh 血型主要是用抗 D 血清来鉴定。若受检者的红细胞遇抗 D 血清后发生凝集，则受检者为 Rh 阳性；若受检者的红细胞遇抗 D 血清后不发生凝集，则受检者为 Rh 阴性。

2. 交叉配血试验

为了确保输血安全，输血前除做血型鉴定外，还必须做交叉配血试验，在 ABO 血型系统相同的人之间也不例外。交叉配血试验包括直接交叉配血试验和间接交叉配血试验。

（1）直接交叉配血试验：用受血者血清和供血者红细胞进行配合试验，检查受血者血清中有无破坏供血者红细胞的抗体。检验结果要求绝对不可以有凝集或溶血现象。

（2）间接交叉配血试验：用供血者血清和受血者红细胞进行配合试验，检查供血者血清中有无破坏受血者红细胞的抗体。

如果直接交叉和间接交叉试验结果都没有凝集反应，即交叉配血试验阴性，为配血相合，方可进行输血。

五、静脉输血的方法

（一）输血前的准备

1. 病人知情同意

对于需输血治疗的病人，医生必须先向病人或家属说明输同种异体血的不良反应和经血传播疾病的可能性。病人或家属在充分了解输血的潜在危害后，有拒绝输血的权利。如果同意输血，必须填写"输血治疗同意书"，由病人或家属、医生分别签字后方可施行输血治疗。无家属签字的无自主意识病人的紧急输血，应报医院职能部门或主管领导同意、备案并记入病历。未成年者，可由父母或指定监护人签字。

2. 备血

根据医嘱认真填写输血申请单，并抽取病人静脉血标本 2 mL，将血标本和输血申请单一起送血库作血型鉴定和交叉配血试验。采血时禁止同时采集两个病人的血标本，以免发生混淆。

3. 取血

根据输血医嘱，护士凭取血单到血库取血，和血库人员共同认真查对病人姓名、性别、年龄、住院号、病室/门急诊、床号、血型、血液有效期、配血试验结果以及保存血的外观。核对完毕，护士在取血单上签字后方可提血。

血液自血库取出后，勿剧烈振荡，以免红细胞破坏而引起溶血。库存血不能加温，以免血浆蛋白凝固变性而引起不良反应。如为库存血，需在室温下放置 15～20 分钟后再输入。

4. 输血前核对

输血前，需与另一个护士再次进行核对，确定无误并检查血液无凝块后方可输血。

（二）输血法

目前临床均采用密闭式输血法，密闭式输血法有间接静脉输血法和直接静脉输血法两种。

【目的】

详见输血的目的。

【操作前准备】

1. 评估病人并解释

(1) 评估：①病情、治疗情况；②血型、输血史及过敏史；③心理状态及对输血相关知识的了解程度；④穿刺部位皮肤、血管状况：根据病情、输血量、年龄选择静脉，避开破损、发红、硬结、皮疹等部位的血管。一般采用四肢浅静脉，急症输血时多采用肘部静脉，周围循环衰竭时，可采用颈外静脉或锁骨下静脉。

(2) 解释：向病人及家属解释输血的目的、方法、注意事项及配合要点。

2. 病人准备

(1) 了解输血的目的、方法、注意事项和配合要点。

(2) 排空大小便，取舒适卧位。

3. 环境准备

整洁、安静、舒适、安全。

4. 护士准备

衣帽整洁、修剪指甲、洗手、戴口罩。

5. 用物准备

(1) 间接静脉输血法：同密闭式输液法，仅将一次性输液器换为一次性输血器（滴管内有滤网，可去除大的细胞碎屑和纤维蛋白等微粒，而血细胞、血浆等均能通过滤网；静脉穿刺针头为9号针头）。

(2) 直接静脉输血法：同静脉注射，另备50 mL注射器及针头数个（根据输血量多少而定）、3.8%枸橼酸钠溶液、血压计袖带。

(3) 生理盐水、血液制品（根据医嘱准备）、一次性手套。

【注意事项】

（1）在取血和输血过程中，要严格执行无菌操作及查对制度。在输血前，一定要由两名护士根据需查对的项目再次进行查对，避免差错事故的发生。

（2）输血前后及两袋血之间需要滴注少量生理盐水，以防发生不良反应。

（3）血液内不可随意加入其他药品，如钙剂、酸性及碱性药品、高渗或低渗液体，以防血液凝集或溶解。

（4）输血过程中，一定要加强巡视，观察有无输血反应的征象，并询问病人有无任何不适反应。一旦出现输血反应，应立刻停止输血，并按输血反应进行处理。

（5）严格掌握输血速度，对年老体弱、严重贫血、心衰病人应谨慎，滴速宜慢。

（6）对急症输血或大量输血病人可行加压输血，输血时可直接挤压血袋、卷压血袋输血或应用加压输血器等。加压输血时，护士须在床旁守护，输血完毕时及时拔针，避免发生空气栓塞反应。

（7）输完的血袋送回输血科保留 24 小时，以备病人在输血后发生输血反应时检查分析原因。

【健康教育】

（1）向病人说明输血速度调节的依据，告知病人勿擅自调节滴速。

（2）向病人介绍常见输血反应的症状和防治方法。并告知病人，一旦出现不适症状，应及时使用呼叫器。

（3）向病人介绍输血的适应证和禁忌证。

（4）向病人介绍有关血型的知识及做血型鉴定及交叉配血试验的意义。

六、自体输血和成分输血

（一）自体输血

自体输血是指采集病人体内血液或手术中收集自体失血，经过洗涤、加工，在术后或需要时再输回给病人本人的方法，即回输自体血。自体输血是最安全的输血方法。

1. 优点

（1）无需做血型鉴定和交叉配血试验，不会产生免疫反应，避免了抗原抗体反应所致的溶血、发热和过敏反应。

（2）扩大血液来源，解决稀有血型病人的输血困难。

（3）避免了因输血而引起的艾滋病、肝炎及其他血源性疾病的传播。

（4）术前实施的多次采血，能刺激骨髓造血干细胞分化，增加红细胞生成，促进病人术后造血。

2. 适应证与禁忌证

（1）适应证：①胸腔或腹腔内出血，如脾破裂、异位妊娠破裂出血者；②估计出血量在1000 mL以上的大手术，如肝叶切除术；③手术后引流血液回输，一般仅能回输术后6小时内的引流血液；④体外循环或深低温下进行心内直视手术；⑤病人血型特殊，难以找到供血者时。

（2）禁忌证：①胸腹腔开放性损伤达4小时以上者；②凝血因子缺乏者；③合并心脏病、阻塞性肺部疾患或原有贫血的病人；④血液在术中受胃肠道内容物污染；⑤血液可能受癌细胞污染者；⑥有脓毒血症和菌血症者。

3. 形式

自体输血有贮存式自体输血、稀释式自体输血、回收式自体输血三种形式。

（1）贮存式自体输血：是指术前采集病人全血或血液成分并加以贮存，需要时再回输给病人的输血方法。一般于手术前 3~5 周开始，每周或隔周采血一次，直至手术前 3 天为止，以利机体应对因采血引起的失血，使血浆蛋白恢复正常水平。

（2）稀释式自体输血：于手术日手术开始前采集病人血液，并同时自静脉输入等量的晶体或胶体溶液，使病人的血容量保持不变，并降低了血中的血细胞比容，使血液处于稀释状态，减少了术中红细胞的损失。所采集的血液在术中或术后输给病人。

（3）回收式自体输血：是指用血液回收装置，将病人体腔积血、手术失血及术后引流血液进行回收、抗凝、洗涤等处理，再回输给病人。多用于脾破裂、输卵管破裂，血液流入腹腔 6 小时内无污染或无凝血者。自体失血回输的总量应限制在 3500 mL 以内，大量回输自体血时，应适当补充新鲜血浆和血小板。

（二）成分输血

1. 成分输血的概念

成分输血是指根据病人的需要，使用血液分离技术，将新鲜血液快速分离成各种成分，然后根据病人需要，输入一种或多种成分。由于病人很少需要输入血液的所有成分，因此只输入其身体所需要的血液成分是十分有意义的。这种疗法又称"血液成分疗法"，起到一血多用、减少输血反应的作用。

通常一份血可以分离出一种或多种成分，输给不同的病人，而一个病人可接受来自不同供血者的同一血液成分，可以发挥更大的临床治疗作用。随着现代科学技术的发展，根据血液各种成分的不同比重，将其分离提纯已变得很容易。多数情况下，病人输入所需的特定成分血比输入全血更合适。特定的成分血如红细胞、血小板、血浆、白细胞、白蛋白和凝血制剂等常被用于血液中缺乏这些成分的病人。这种现代输血技术，无论从医学生理学理论或从免疫学角度均体现出极大的优越性，是输血领域中的新进展。

2. 成分输血的特点

（1）成分血中单一成分少而浓度高，除红细胞制品以每袋 100 mL 为一单位外，其余制品，如白细胞、血小板、凝血因子等每袋规格均以 25 mL 为一单位。

（2）成分输血每次输入量为 200~300 mL，即需要 8~12 单位（袋）的成分血，这意味着一次给病人输入 8~12 位供血者的血液。

3. 成分输血的护理

（1）红细胞输注的护理：①选择比较粗大的静脉血管；②选用 170 μm 的滤网输血器进行过滤，过滤面积大于 30 cm^2；③输注时间一般不超过 4 小时，洗涤红细胞必须在 24 小时内输用；④悬浮红细胞在使用前必须充分摇匀；⑤悬浮红细胞内不要加任何药物，尤其是乳酸林格液、596 葡萄糖或 5% 葡萄糖生理盐水，否则容易发生凝固/凝集或溶血。

（2）浓缩血小板输注的护理：①适宜选用特殊的血小板标准输血器以去除白细胞；②输注速度要快，80~100 滴/分；③运输、传递及输注过程中应注意保暖，不要剧烈震荡，以免引起不可逆聚集。

（3）血浆输注的护理：①冰冻血浆在 35~37 ℃水浴中快速融化，尽快输用，新鲜冰冻血浆不能保存于 4 ℃环境中；②选用带滤网的输血器，以免絮状沉淀物阻塞管道，输注速度 5~10 mL/min；③同型输注。

（4）血浆蛋白输注的护理：①白蛋白不能与氨基酸、红细胞混合使用。5% 白蛋白输注速度为 2~4 mL/min，25% 白蛋白输注速度为 5 mL/min，儿童输注速度为成人的 1/4~1/2；②免疫球蛋白应单独输注，速度宜慢，前 30 分钟的输注速度为 0.01 ~ 0.02 mL/（kg · min），如无不良反应，将速度增至 0.02~0.04 mL/（kg · min）。

4. 成分输血的注意事项

（1）某些成分血，如白细胞、血小板等，存活期短，为确保成分输血的效果，以新鲜血为宜，且必须在 24 小时内输入体内（从采血开始计时）。

（2）除白蛋白制剂外，其他各种成分血在输入前均需进行交叉配血试验。

（3）成分输血时，由于一次输入多个供血者的成分血，因此在输血前应根据医嘱给予病人抗过敏药物，以减少过敏反应的发生。

（4）由于一袋成分血液只有 25 mL，几分钟即可输完，故成分输血时，护士应全程守护在病人身边，进行严密的监护，不能擅自离开病人，以免发生危险。

（5）如病人在输成分血的同时，还需输全血，则应先输成分血，后输全血，以保证成分血能发挥最好的效果。

七、常见输血反应及护理

输血是具有一定危险性的治疗措施，会引起输血反应，严重者可以危及病人的生命。因此，为了保证病人的安全，在输血过程中，护士必须严密观察病人，及时发现输血反应的征象，并积极采取有效的措施处理各种输血反应。

（一）发热反应

发热反应是输血反应中最常见的。

1. 原因

（1）由致热原引起，如血液、保养液或输血用具被致热原污染。

（2）多次输血后，受血者血液中产生白细胞和血小板抗体，当再次输血时，受血者体内产生的抗体与供血者的白细胞和血小板发生免疫反应，引起发热。

（3）输血时没有严格遵守无菌操作原则，造成污染。

2. 临床表现

可发生在输血过程中或输血后 1~2 小时内，病人先有发冷、寒战，继之出现高热，体温可达 38~41 ℃，可伴有皮肤潮红、头痛、恶心、呕吐、肌肉酸痛等全身症状，一般不伴有血压下降。发热持续时间不等，轻者持续 1~2 小时即可缓解，缓解后体温逐渐降至正常。

3. 护理

（1）预防：严格管理血库保养液和输血用具，有效预防致热原，严格执行无菌操作。

（2）处理：①反应轻者减慢输血速度，症状可以自行缓解；②反应重者应立即停止输血，密切观察生命体征，给予对症处理（发冷者注意保暖，高热者给予物理降温），并及时通知医生；③必要时遵医嘱给予解热镇痛药和抗过敏药，如异丙嗪或肾上腺皮质激素等；④将输血器、剩余血连同贮血袋一并送检。

（二）过敏反应

1. 原因

（1）病人为过敏体质，对某些物质易引起过敏反应。输入血液中的异体蛋白质与病人机体的蛋白质结合形成全抗原而使机体致敏。

（2）输入的血液中含有致敏物质，如供血者在采血前服用过可致敏的药物或进食了可致敏的食物。

（3）多次输血的病人，体内可产生过敏性抗体，当再次输血时，抗原抗体相互作用而发生输血反应。

（4）供血者血液中的变态反应性抗体随血液传给受血者，一旦与相应的抗原接触，即可发生过敏反应。

2. 临床表现

过敏反应大多发生在输血后期或即将结束输血时，程度轻重不一，通常与症状出现的早晚有关。症状出现越早，反应越严重。

（1）轻度反应：输血后出现皮肤瘙痒，局部或全身出现荨麻疹。

（2）中度反应：出现血管神经性水肿，多见于颜面部，表现为眼睑、口唇高度水肿。也可发生喉头水肿，表现为呼吸困难，两肺可闻及哮鸣音。

（3）重度反应：发生过敏性休克。

3. 护理

（1）预防：①正确管理血液和血制品；②选用无过敏史的供血者；③供血者在采血前4小时内不宜吃高蛋白和高脂肪的食物，宜用清淡饮食或饮糖水，以免血中含有过敏物质；③对有过敏史的病人，输血前根据医嘱给予抗过敏药物。

（2）处理：根据过敏反应的程度给予对症处理。①轻度过敏反应，减慢输血速度，给予抗过敏药物，如苯海拉明、异丙嗪或地塞米松，用药后症状可缓解；②中、重度过敏反应，应立即停止输血，通知医生，根据医嘱皮下注射 1:1000 肾上腺素 0.5~1 mL 或静脉滴注氢化可的松或地塞米松等抗过敏药物；③呼吸困难者给予氧气吸入，严重喉头水肿者行气管切开；④循环衰竭者给予抗休克治疗；⑤监测生命体征变化。

（三）溶血反应

溶血反应是受血者或供血者的红细胞发生异常破坏或溶解引起的一系列临床症状。溶血反应是最严重的输血反应，分为急性溶血反应和迟发性溶血反应。

1. 急性溶血反应

（1）原因：①输入了异型血液：供血者和受血者血型不符而造成血管内溶血向血管外溶血的演变，反应发生快，一般输入 10~15 mL 血液即可出现症状，后果严重；②输入了变质的血液：输血前红细胞已经被破坏溶解，如血液贮存过久、保存温度过高、血液被剧烈震荡或被细菌污染、血液内加入高渗或低渗溶液或影响 pH 的药物等，均可导致红细胞破坏溶解。

（2）临床表现：轻重不一，轻者与发热反应相似，重者在输入 10~15 mL 血液时即可出现症状，死亡率高。通常可将溶血反应的临床表现分为三个阶段：

第一阶段：受血者血清中的凝集素与输入血中红细胞表面的凝集原发生凝集反应，使红细胞凝集成团，阻塞部分小血管。病人出现头部胀痛，面部潮红，恶心、呕吐，心前区压迫感，四肢麻木，腰背部剧烈疼痛等反应。

第二阶段：凝集的红细胞发生溶解，大量血红蛋白释放到血浆中，出现黄疸和血红蛋白尿（尿呈酱油色），同时伴有寒战、高热、呼吸困难、发绀和血压下降等。

第三阶段：一方面，大量血红蛋白从血浆进入肾小管，遇酸性物质后形成结晶，阻塞肾小管。另一方面，由于抗原、抗体的相互作用，又可引起肾小管内皮缺血、缺氧而坏死脱落，进一步加重了肾小管阻塞，导致急性肾衰竭，表现为少尿或无尿，管型尿和蛋白尿，高钾血症、酸中毒，严重者可致死亡。

（3）预防：①认真做好血型鉴定与交叉配血试验；②输血前认真查对，杜绝差错事故的发生；③严格遵守血液保存规则，不可使用变质血液。

（4）处理：①立即停止输血，并通知医生；②给予氧气吸入，建立静脉通道，遵医嘱给予升压药或其他药物治疗；③将剩余血、病人血标本和尿标本送化验室进行检验；④双侧腰部封闭，并用热水袋热敷双侧肾区，解除肾小管痉挛，保护肾脏；⑤碱化尿液：静脉注射碳酸氢钠，增加血红蛋白在尿液中的溶解度，减少沉淀，避免阻塞肾小管；⑥严密观察生命体征和尿量，插入导尿管，检测每小时尿量，并做好记录。若发生肾衰竭，行腹膜透析或血液透析治疗；⑦若出现休克症状，应进行抗休克治疗；⑧心理护理：安慰病人，消除其紧张、恐惧心理。

2. 迟发性溶血反应

一般为血管外溶血，多由 Rh 系统内的抗体（抗 D、抗 C 和抗 E）引起。临床常见 Rh 系统血型反应中，绝大多数是由 D 抗原与其相应的抗体相互作用产生抗原抗体免疫反应所致。反应的结果使红细胞破坏溶解，释放出的游离血红蛋白转化为胆红素，经血液循环至肝脏后迅速分解，然后通过消化道排出体外。Rh阴性病人首次输入 Rh 阳性血液时不发生溶血反应，但输血 2~3 周后体内即产生抗 Rh 因子的抗体。如再次接受 Rh 阳性的血液，即可发生溶血反应。Rh 因子不合所引起的溶血反应较少见，且发生缓慢，可在输血后几小时至几天后才发生，症状较轻，有轻度的发热伴乏力、血胆红素升高等。对此类病人应查明原因，确诊后，尽量避免再次输血。

（四）与大量输血有关的反应

大量输血一般是指在 24 小时内紧急输血量相当于或大于病人总血容量。常见的与大量输血有关的反应有循环负荷过重的反应、出血倾向及枸橼酸钠中毒等。

1. 循环负荷过重

即肺水肿，其原因、临床表现和护理同静脉输液反应。

2. 出血倾向

（1）原因：长期反复输血或超过病人原血液总量的输血，由于库存血中的血小板破坏较多，使凝血因子减少而引起出血。

（2）临床表现：表现为皮肤、黏膜瘀斑，穿刺部位大块淤血或手术伤口渗血。

（3）护理：①短时间输入大量库存血时，应密切观察病人的意识、血压、脉搏等变化，注意皮肤、黏膜或手术伤口有无出血；②严格掌握输血量，每输库存血 3~5 个单位，应补充 1 个单位的新鲜血；③根据凝血因子缺乏情况补充有关成分。

3. 枸橼酸钠中毒反应

（1）原因：大量输血使枸橼酸钠大量进入体内，如果病人的肝功能受损，枸橼酸钠不能完全氧化和排出，而与血中的游离钙结合使血钙浓度下降。

（2）临床表现：病人出现手足抽搐，血压下降，心率缓慢。心电图出现 Q-T 间期延长，甚至心搏骤停。

（3）护理：遵医嘱常规输库存血 1000 mL，静脉注射 10% 葡萄糖酸钙 10 mL，预防发生低血钙。

（五）输血相关传染病

通过输血传播的疾病与感染已知有 10 余种，其中最严重的是艾滋病、乙型肝炎和丙型肝炎。在输血相关传染病的预防和控制中，采供血机构和医疗机构的标准化工作和规范化管理起着至关重要的作用。综合预防对策有：提倡无偿献血，严格血液筛查；规范采供血和血液制品制备的操作规程；对血液制品/成分血进行病毒灭活；严格掌握输血适应证，提倡自体输血和成分输血；加强消毒隔离，做好职业防护。

（六）其他

如空气栓塞，细菌污染反应，体温过低等。因此，严格把握采血、抽血和输血操作的各个环节，是预防上述输血反应的关键。

第五章　疼痛病人的护理

疼痛是一种复杂的主观感受，是近年来非常受重视的一个常见临床问题。疼痛的发生，提示着个体的健康受到威胁。疼痛与疾病的发生、发展与转归有着密切的联系，是临床上诊断疾病、鉴别疾病的重要指征之一，同时也是评价治疗与护理效果的重要标准。

第一节　疼痛概述

疼痛是临床上常见症状之一，也是继体温、脉搏、呼吸、血压 4 大生命体征之后的第 5 生命体征，正日益受到医学界及病人的广泛关注。护士必须了解疼痛的概念、原因及发生机制，熟悉疼痛的分类及其对个体的影响等方面的知识，才能更好地为疼痛病人提供有效的护理措施，减轻病人的疼痛，以达到有效疼痛管理的目的。

一、疼痛的概念

疼痛有双重含义，痛觉和痛反应。痛觉是一种意识现象，是个体的主观知觉体验，受个体的心理、性格、经验、情绪和文化背景的影响，个体表现为痛苦、焦虑。痛反应是机体对疼痛刺激所产生的一系列生理病理变化和心理变化，如呼吸急促、血压升高、出汗，心理痛苦、焦虑和抑郁等。疼痛是人体最强烈的应激因素之一，是机体对有害刺激的一种保护性防御反应，具有保护和防御的功能。

二、疼痛的原因及发生机制

(一) 疼痛的原因

1. 温度刺激

过高或过低的温度作用于体表，均会引起组织损伤。受伤的组织释放组胺等化学物质，刺激神经末梢导致疼痛。如高温可引起灼伤，低温会致冻伤。

2. 化学刺激

化学物质如强酸、强碱，可直接刺激神经末梢，导致疼痛。化学灼伤还可使受损组织细胞释放化学物质，再次作用于痛觉感受器，使疼痛加剧。

3. 物理损伤

如刀切割、针刺、碰撞、身体组织受牵拉、肌肉受压、挛缩等，均可使局部组织受损，刺激神经末梢而引起疼痛。大部分物理损伤引起的缺血、淤血、炎症等都促使组织释放化学物质，而使疼痛加剧、疼痛时间延长。

4. 病理改变

疾病造成的体内某些管腔堵塞，组织缺血、缺氧，空腔脏器过度扩张，平滑肌痉挛或过度收缩，局部炎性浸润等均可引起疼痛。

5. 心理因素

心理状态不佳，如情绪紧张或低落、愤怒、悲痛、恐惧等都能引起局部血管收缩或扩张而导致疼痛。如神经性疼痛常因心理因素引起。此外，疲劳、睡眠不足、用脑过度等可导致功能性头痛。

(二) 疼痛的发生机制

疼痛发生的机制非常复杂，迄今为止，尚无一种学说能全面合理地解释疼痛发生的机制。有关研究认为痛觉感受器是游离的神经末梢。当各种伤害性刺激作用于机体并达到一定程度时，可引起受损部位的组织释放某些致痛物质，如组胺、缓激肽、5-羟色胺、乙酰胆碱、H^+、K^+、前列腺素等，这些物质作用于痛觉感受器，产生痛觉冲动，并迅速沿传入神经传导至脊髓，再通过脊髓丘脑束和脊髓网状束上行，传至丘脑，投射到大脑皮质的一定部位而引起疼痛。

　　人体的多数组织都有痛觉感受器，由于痛觉感受器在身体各部位的分布密度不同，对疼痛刺激的反应以及敏感度也有所不同。痛觉感受器在角膜、牙髓的分布最为密集，皮肤次之，肌层内脏最为稀疏。

　　牵涉痛是疼痛的一种类型，表现为病人感到身体体表某处有明显痛感，而该处并无实际损伤。这是由于有病变的内脏神经纤维与体表某处的神经纤维会合于同一脊髓段，来自内脏的传入神经纤维除经脊髓上达大脑皮质，反应内脏疼痛外，还会影响同一脊髓段的体表神经纤维，传导和扩散到相应的体表部位而引起疼痛。这些疼痛多发生于内脏缺血、机械牵拉、痉挛和炎症。如心肌梗死的疼痛发生在心前区，但可放射至左肩及左上臂；阑尾炎可先出现挤周及上腹疼痛，再转移至右下腹等。

三、疼痛的分类

　　疼痛的分类，不同学者有不同的分类方法，以下主要介绍按疼痛的病程、性质、部位、起始部位及传导途径分类。①按疼痛的病程可分为急性痛和慢性痛，急性痛指突然发生、有明确的开始时间、持续时间较短、以数分钟、数小时或数天之内居多，用镇痛方法一般可以控制；慢性痛指疼痛持续3个月以上，具有持续性、顽固性和反复性的特点，临床上较难控制；②按疼痛性质可分为钝痛（如酸痛、胀痛、闷痛等），锐痛（如刺痛、切割痛、灼痛、绞痛、撕裂样痛、爆裂样痛等）和其他疼痛（如跳痛、压榨样痛、牵拉样痛等）；③按疼痛的部位可分为头痛、胸痛、腹痛、腰背痛、骨痛、关节痛和肌肉痛等；④按疼痛起始部位及传导途径可分为皮肤痛、躯体痛、内脏痛、牵涉痛、假性痛和神经痛。另外，还有癌性疼痛，其在癌症早期往往无特异性，不同部位的癌性疼痛，其性质和程度均可不同，可为钝痛胀痛等，而中、晚期的疼痛剧烈，不能忍受，需用药物镇痛。

第二节　影响疼痛的因素

个体对疼痛的感受和耐受力存在很大的差异，同样性质、强度的刺激可引起不同个体产生不同的疼痛反应。个体所能感觉到的最小疼痛称为疼痛阈。个体所能忍受的疼痛强度和持续时间称为疼痛耐受力。

一、内在因素

(一) 人口学特征

个体对疼痛的敏感程度因年龄不同而不同。婴幼儿对疼痛的敏感程度低于成人，随着年龄增长，对疼痛的敏感性也随之增加。老年人对疼痛的敏感性又逐步下降，有研究提示老年女性区别温暖、烫和疼痛的能力比较差，而老年男性则和年轻人无明显差别，认为老年女性更能耐受疼痛是因为敏感性下降，老年男性更能耐受疼痛并非不能感受疼痛，而是忍耐能力更强。故对于不同年龄组的疼痛病人应采取不同的护理措施，尤其是儿童和老年人，更应注意其特殊性和个体差异。除了年龄和性别外，身高、体重、体质指数和吸烟等与某些慢性腰背痛的发生发展有关。

(二) 宗教信仰与文化

宗教信仰与文化可影响个体对疼痛的认知评价和对疼痛的反应。持有不同人生观、价值观的个体对疼痛的反应和表达方式也不同。若个体生活在鼓励忍耐和推崇勇敢的文化背景中，往往更能够耐受疼痛。

（三）行为作用

不同的行为表现和应对策略会影响个体对疼痛的知觉和治疗的效果。病人可以通过一系列的行为来控制疼痛。

应对策略可以改变痛感受程度和痛耐受能力。主动应对可以产生适应性的功能改变，如坚持进行康复锻炼，或培养个人兴趣使自己不再注意疼痛等；相反，被动应对则导致疼痛加剧甚至抑郁情绪的出现，如过分依赖别人的帮助或限制自己活动。

（四）以往的疼痛经验

疼痛经验是个体自身对刺激体验所获得的感受，进而从行为中表现出来。个人对疼痛的态度则直接影响其行为表现。

（五）注意力

个体对疼痛的注意程度会影响其对疼痛的感觉。当注意力高度集中于其他事物时，痛觉可以减轻甚至消失。

（六）情绪

情绪可影响病人对疼痛的反应，焦虑、抑郁和愤怒等负性情绪会使疼痛加剧，并彼此相互影响。

（七）对疼痛的态度

个体对疼痛的态度会影响个体对疼痛的反应。如果把疼痛视为一个容易解决的小问题，就会疼得轻些；相反，如果觉得它是反映了严重的组织损伤甚至病情的进行性加重，那么自身的痛苦感和功能异常的程度就会大大增加。负面的想法会导致消极的应对方式、更严重的痛苦以及躯体功能的削弱。

二、外在因素

(一) 环境变化

环境因素可影响疼痛，如噪声、温度和光线等。持续的刺激性噪声，可增加肌肉的张力和应激性，加剧疼痛；舒适的环境可以改善个体的情绪，从而减轻疼痛。

(二) 社会支持

当病人经历疼痛时，良好的社会支持，如家属或亲人陪伴，可以减少其孤独感和恐惧感，从而减轻疼痛。另外，鼓励和赞扬可促使病人有能力对付即将到来的疼痛并增加病人的控制感。

(三) 医源性因素

许多治疗和护理操作都有可能使病人产生疼痛的感觉，如注射、输液等。护士在执行可能引起疼痛的操作时，应尽可能以轻柔、熟练的动作来完成，并尽量满足病人的生理和心理需求，用言语安慰病人。

第三节　疼痛的护理

疼痛护理是疼痛管理的重要内容之一，主要包括疼痛的护理流程，疼痛评估的内容与方法，疼痛的护理措施和疼痛控制的标准等。

一、疼痛的护理流程

（一）全面并动态地评估

把评估病人的疼痛列入护理常规、全面并持续地评估病人的疼痛情况。

（二）实施镇痛

采用非药物和药物手段实施镇痛，消除和缓解疼痛是对疼痛病人护理的主要目标。

（三）观察并记录

观察并记录疼痛的具体情况、镇痛措施、镇痛效果及药物的不良反应等。

（四）健康教育和随访

解释疼痛的相关知识，指导镇痛的知识和技巧。按需做好随访工作，建立随访信息并定期随访。

二、疼痛的护理评估

疼痛评估是进行有效疼痛控制的首要环节，不仅要判断疼痛是否存在，还要评价镇痛治疗的效果。疼痛与其他 4 项生命体征不同，它不具备客观的评估依据，而且疼痛的原因和影响因素较多，个体也存在差异。疼痛评估的原则是常规、量化、全面和动态，护士要掌握疼痛评估内容、评估方法及评估的记录。

（一）评估内容

对疼痛的评估应列入护理常规，并全面持续地评估。除病人的一般情况（性别、年龄、职业、诊断、病情等）和体格检查外，应评估疼痛经历和病史、社会心理因素及镇痛效果等。

1. 疼痛经历和病史

疼痛经历评估包括疼痛的部位、程度、性质、时间、伴随症状，加重和缓解因素，疼痛发生时的表达方式，目前处理和疗效等；病史评估包括既往诊断，既往所患的慢性疼痛情况，既往镇痛治疗及减轻疼痛的方法等。

2. 社会心理因素

病人痛苦情况、精神病史和精神状态，家属和他人的支持情况，镇痛药物滥用或转换的危险因素，疼痛治疗不充分的危险因素等。

3. 镇痛效果的评估

是有效缓解疼痛的重要步骤，包括对疼痛程度、性质和范围的再评估，对治疗效果和治疗引起的不良反应的评价，动态评估为下一步疼痛管理提供可靠的依据。对镇痛效果评估的主要依据是病人的主诉，但在临床实践中，病人的情况有时会给疼痛评估带来障碍，

如不报告疼痛或表达有困难等，此时评估要注意病人的客观指征，如呼吸、躯体变化等。镇痛效果的评估还可采用百分比量表法及 4 级法等进行量化。

（1）百分比量表法。

（2）4 级法：①完全缓解：疼痛完全消失；②部分缓解：疼痛明显减轻，睡眠基本不受干扰，能正常生活；③轻度缓解：疼痛有些减轻，但仍感到明显疼痛，睡眠及生活仍受干扰；④无效：疼痛没有减轻。

（二）评估方法

1. 交谈法

主要是询问疼痛经历和病史。护士应主动关心病人，认真听取病人的主诉。询问疼痛的部位、牵涉痛的位置以及疼痛有无放射；过去 24 小时和当前、静息时和活动时的疼痛程度；疼痛对睡眠和活动等方面的影响（从 0～10 代表从无影

响到极度影响）；疼痛的发作时间、持续时间、过程、持续性还是间断性、加重和缓解因素及其他相关症状；已采用过的减轻疼痛的措施，目前的疗效，包括疼痛缓解程度，病人对药物治疗计划的依从性，药物不良反应情况等；了解病人过去有无疼痛经历，以往疼痛的特征，既往的镇痛治疗、用药原因、持续时间、疗效和停药原因等情况。在询问时，护士应避免根据自身对疼痛的理解和经验对病人的疼痛程度给予主观判断。在与病人交谈的过程中，要注意病人的语言和非语言表达，以便获得更可靠的资料。

2. 观察与临床检查

主要观察病人疼痛时的生理、行为和情绪反应。护理人员可以通过病人的面部表情、体位、躯体紧张度和其他体征帮助观察和评估疼痛的严重程度，疼痛与活动、体位的关系。观察病人身体活动可判断其疼痛的情况，如：①静止不动：即病人维持某一种最舒适的体位或姿势，常见于四肢或外伤疼痛者；②无目的乱动：在严重疼痛时，有些病人常通过无目的地乱动来分散其对疼痛的注意力；③保护动作：是病人对疼痛的一种逃避性反射；④规律性动作或按摩动作：为了减轻疼痛的程度常使用的动作。如头痛时用手指按压头部，内脏性腹痛时按揉腹部等。此外，疼痛发生时，病人常发出各种声音，如呻吟、喘息、尖叫、呜咽、哭泣等。应注意观察其音调的大小、快慢、节律、持续时间等。音调的变化可反映出疼痛病人的痛觉行为，尤其是无语言交流能力的患儿，更应注意收集这方面的资料。临床检查主要包括：检查病人疼痛的部位、局部肌肉的紧张度，测量脉搏、呼吸、血压及动脉血气有无改变等。

三、疼痛的护理措施

疼痛管理的目标是控制疼痛，以最小的不良反应缓解最大程度的疼痛。而有效的护理措施是实现疼痛管理目标的重要保证。

（一）减少或消除引起疼痛的原因

首先应设法减少或消除引起疼痛的原因，避免引起疼痛的诱因。如外伤所致的疼痛，应酌情给予止血、包扎、固定、处理伤口等措施；胸腹部手术后，病人会因咳嗽或呼吸引起伤口疼痛，术前应对其进行健康教育，指导术后深呼吸和有效咳嗽的方法，术后可协助病人在按压伤口后，进行深呼吸和咳痰。

（二）合理运用缓解或解除疼痛的方法

1. 药物止痛

药物治疗是治疗疼痛最基本、最常用的方法，护士应正确给予镇痛药物。在用药过程中，应注意观察病情，把握好用药时机，正确用药。用药后应评估并记录使用镇痛药的效果及其不良反应。对药物的不良反应，要积极处理，以免病人因不适而拒绝用药。

（1）镇痛药物的分类：镇痛药物主要分 3 类：①阿片类镇痛药，如吗啡、哌替啶、芬太尼、阿芬太尼、美沙酮（美散痛）、喷他佐辛（镇痛新）、经氢可待酮等；②非阿片类镇痛药，如水杨酸类药物、苯胺类药物，非留体抗炎药等；③其他辅助类药物，如激素、解痉药、维生素类药物、局部麻醉药和抗抑郁类药物等。临床上在选择药物时，首先，要明确诊断，以免因镇痛而掩盖病情，造成误诊，如急腹症；其次，要明确疼痛的病因、性质、部位以及对镇痛药的反应，选择有效的镇痛药或者联合用药，以达到满意的治疗效果。

（2）镇痛药物的常见给药途径：给药途径以无创为主。常见给药途径：①口服给药法：口服是阿片类药物给药的首选途径，具有给药方便、疗效肯定、价格便宜、安全性好等优点。②直肠给药法：适用于禁食、不能吞咽、恶心呕吐严重等病人。③经皮肤给药法：芬太尼透皮贴剂（多瑞吉）是目前唯一通过透皮吸收的强阿片类药物，适用于慢性中度疼痛和重度疼痛病人。④舌下含服给药法：一般多用于暴发性疼痛的临时处理。⑤肌内注射法：水溶性药物在进行深部肌内注射后，吸收十分迅速。但长期进行肌内注射治疗疼痛，存在血药浓度波动大，加快阿片类药物的耐药性，镇痛效果和维持时间不稳定等情况。⑥静脉给药法：静脉注射是最迅速、有效和精确的给药方式，血浆浓度迅速达到峰值，用药后即刻产生镇痛作用，但过高的血浆药物浓度可能会引起不良反应。⑦皮下注射给药法：主要用于胃肠道功能障碍、顽固性恶心、呕吐病人和严重衰竭需要迅速控制疼痛的临终病人。

（3）三阶梯镇痛疗法的基本原则和内容：对于癌性疼痛的药物治疗，目前临床上普遍采用 WHO 所推荐的三阶梯镇痛疗法。其目的是逐渐升级，合理应用镇痛剂来缓解疼痛。

在癌痛治疗中，常采取联合用药的方法，即加用一些辅助药物，其目的是减少主药的用量和不良反应。在病人使用药物镇痛时，护士应密切观察有无用药后不良反应，并及时协助处理和帮助缓解不良反应。

（4）病人自控镇痛泵的应用：病人自控镇痛泵（patient control analgesia, PCA）的运用是指病人疼痛时，通过由计算机控制的微量泵主动向体内注射设定剂量的药物，符合按需镇痛的原则，既减少了医务人员的操作，又减轻了病人的痛苦和心理负担。PCA 泵的工作过程是按照负反馈的控制技术原理设计的。医生视病人病情设定合理处方，利用反馈调节，病人自己支配给药镇痛，最大限度地减少错误指令，确保疼痛控制系统在无医务人员参与时关闭反馈环，以保证病人安全。应用 PCA 泵病人的护理措施相关内容。

2. 物理止痛

指应用各种人工的物理因子作用于患病机体，引起机体的一系列生物学效应，使疾病得以康复。物理因子大致可以分成两大类，即大自然的物理因子和人工产生的物理因子。大自然的物理因子，如日光、海水、空气、矿泉等；人工产生的物理因子，如电、光、声、磁、热、冷和水等。物理止痛常常可以应用冷、热疗法，如冰袋、冷湿敷或热湿敷、温水浴、热水袋等。此外，理疗、按摩及推拿也是临床上常用的物理止痛方法。一般情况下，高热病人、有出血倾向疾病的病人和结核病人应禁用物理镇痛，恶性肿瘤病人常规的物理治疗也应慎用，妊娠和月经期下腹部要避免使用物理镇痛；空腹、过度劳累和餐后 30 分钟内，也不适宜用强力的物理镇痛。

3. 针灸止痛

根据疼痛的部位，针刺相应的穴位，使人体经脉疏通、气血调和，以达到止痛的目的。一般认为，针刺镇痛的机制是来自穴位的针刺信号和来自疼痛部位的痛觉信号，在中枢神经系统不同水平上相互作用、进行整合。在整合过程中，既有和镇痛有关的中枢神经的参与，又有包括内源性阿片肽和 5-羟色胺在内的各种中枢神经递质的参与。

4. 经皮神经电刺激疗法

经皮肤将特定的低频脉冲电流输入人体，利用其所产生的无损伤性镇痛作用，来治疗疼痛为主疾病的电刺激疗法称为经皮神经电刺激疗法。主要用于治疗各种头痛、颈椎病、肩周炎、神经痛、腰腿痛等症。其原理是采用脉冲刺激仪，在疼痛部位或附近放置 2~4 个电极，用微量电流对皮肤进行温和的刺激，使病人感觉有颤动、刺痛和蜂鸣，以达到提高痛阈、缓解疼痛的目的。

(三) 提供社会心理支持

对疼痛病人，提供社会心理支持十分重要，尤其是对癌痛病人。护士应：①告知病人及家属，对疼痛的情绪反应是正常的，而且这将作为疼痛评估和治疗的一部分；②对病人及家属提供情感支持，让他们认识到疼痛是一个需要讲出来的问题；③告知病人及家属总会有可行的办法来充分地控制疼痛和其他令人烦恼的症状；④必要时帮助病人获得治疗并提供相关信息，教会病人应对技能以缓解疼痛，增强个人控制能力。

（四）恰当地运用心理护理方法及疼痛心理疗法

1. 恰当地运用心理护理方法

（1）减轻心理压力：紧张、忧郁、焦虑、恐惧或对康复失去信心等，均可加重疼痛的程度，而疼痛的加剧反过来又会影响情绪，形成不良循环。病人情绪稳定、心境良好、精神放松，可以增强对疼痛的耐受性。护士应以同情、安慰和鼓励的态度支持病人，与病人建立相互信赖的友好关系。只有当病人相信护士是真诚关心他，能在情绪、知识、身体等各方面协助其克服疼痛时，才会无保留地把自己的感受告诉护士。护士应鼓励病人表达疼痛时的感受及其对适应疼痛所作的努力，尊重病人对疼痛的行为反应，并帮助病人及家属接受其行为反应。

（2）控制注意力和放松练习：转移病人对疼痛的注意力和放松可减少其对疼痛的感受强度，常采用的方法有：①参加活动：组织病人参加其感兴趣的活动，能有效地转移其对疼痛的注意力。如唱歌、玩游戏、看电视、愉快的交谈、下棋、绘画等。对患儿来说，护士的爱抚和微笑、有趣的故事、玩具、糖果、游戏等都能有效地转移他们的注意力；②音乐疗法：运用音乐分散病人对疼痛的注意力是有效的方法之一。优美的旋律对降低心率、减轻焦虑和抑郁、缓解疼痛、降低血压等都有很好的效果。注意应根据病人的不同个性和喜好，选择不同类型的音乐；③有节律按摩：嘱病人双眼凝视一个定点，引导病人想象物体的大小、形状、颜色等，同时在病人疼痛部位或身体某一部位做环形按摩；④深呼吸：指导病人进行有节律的深呼吸，用鼻深吸气，然后慢慢从口中呼气，反复进行；⑤指导想象：指导想象是通过对某特定事物的想象以达到特定的正向效果。让病人集中注意力想象自己置身于一个意境或一处风景中，能起到松弛和减轻疼痛的作用。在做诱导性想象之前，先做规律性的深呼吸运动和渐进性的松弛运动效果更好。

2. 疼痛的心理疗法

是应用心理学的原则与方法，通过语言、表情、举止行为，并结合其他特殊的手段来改变病人不正确的认知活动、情绪障碍和异常行为的一种治疗方法。

（五）积极采取促进病人舒适的措施

通过护理活动促进舒适是减轻或解除疼痛的重要护理措施。鼓励病人阐述自我感受，鼓励并帮助病人寻找保持最佳舒适状态的方式，提供舒适整洁的病床单位、良好的采光和通风设备、适宜的室内温湿度等都是促进舒适的必要条件。

（六）健康教育和随访

根据病人实际情况，选择相应的健康教育内容。一般应包括：说明疼痛的定义、疼痛能被缓解、疼痛对身心的损害作用；解释疼痛的原因和诱因；教导使用评估疼痛工具交流疼痛情况、与医生和护士谈疼痛的情况、用预防方法控制疼痛、减轻或解除疼痛的各种技巧等。

1. 指导病人准确描述和客观叙述

指导病人准确描述疼痛的性质、部位、持续时间、规律，并指导其选择适合自身的疼痛评估工具；当病人表达受限时，采用表情、手势、眼神或身体其他部位示意，以利于医护人员准确判断。告诉病人应客观地向医护人员讲述疼痛的感受，既不能夸大疼痛的程度，也不要忍痛。

2. 指导病人正确用药

指导病人正确使用止痛药物，如用药方法、用药最佳时间、用药剂量、不良反应及应对方法，如何使药物达到理想的镇痛效果等。

3. 指导病人正确评价

指导病人正确评价接受治疗与护理措施后的效果。以下内容均可表明疼痛减轻：①一些疼痛的征象减轻或消失，如面色苍白、出冷汗等；②对疼痛的适应能力有所增强；③身体状态和功能改善，自我感觉舒适，食欲增加；④休息和睡眠的质量较好；⑤能重新建立一种行为方式，轻松地参与日常活动，与他人正常交往。

4. 指导病人出院后注意事项和随访

交代疼痛病人居家护理注意事项，指导疼痛暴发的自我护理知识和技巧，鼓励并指导病人填写疼痛日记，交代按时复诊。对需要随访服务的疼痛病人，建立随访信息并定期随访。

第六章　病情观察及危重症病人的管理

病情观察是医护人员对病人的病史和现状进行全面系统了解，对病情做出综合判断的过程，是医务人员临床工作的重要内容之一。及时、准确、全面的病情观察可以为诊断、治疗、预防并发症以及护理提供必要的临床依据。

危重症病人的特点是病情严重、病情变化快，随时可能出现危及生命的征象。在护理和抢救危重症病人的过程中，要求护士必须准确地掌握心肺复苏、吸氧、吸痰、洗胃、自动体外除颤器（automated external defibrillator，AED）等基本抢救技术，以及准确、及时进行病情观察和评估的技能。熟悉抢救的基本流程，与医疗团队配合保证抢救工作有效地进行。

第一节　病情观察

观察是对事物、现象进行仔细查看的过程，是一项系统工程，对病人的观察，应从症状到体征，从生理到精神、心理的全面细致的观察，并且应该贯穿于病人疾病过程的始终。

一、病情观察的概念及意义

病情观察，即医务人员在工作中运用视觉、听觉、嗅觉、触觉等感觉器官及辅助工具来获得病人信息的过程。医务人员对病人的病情观察是一种有意识的、审慎的、连续的过程。因此，需要对从事病情观察的医务人员进行相关的专业性的培训，以保证病情观察及时、全面、系统、准确，为病人的诊疗提供科学依据，促进病人尽快康复。

临床工作中对病人病情观察的主要意义包括以下几个方面：①可以为疾病的诊断、治疗和护理提供基本的临床资料和准确的数据，成为临床决策的依据；②可以有助于判断疾病的发展趋向和转归；③可以及时了解治疗效果和用药后的反应；④可以有助于及时发现危重症病人病情变化的征象等，以便采取有效措施及时处理，防止病情恶化，挽救病人生命。

二、护士应具备的条件

在病情观察中要求医务人员做到：既有重点，又要认真全面；既要细致，又要准确及时；护士在对病人的病情观察中要求具有去伪存真、详细分析、反复印证的能力，以便排除干扰，获取正确结果；同时应认真记录观察的内容。因此，护士必须具备一定的医学知识，严谨的工作作风，一丝不苟、高度负责的责任心及敏锐的观察力，要做到"五勤"，即勤巡视、勤观察、勤询问、勤思考、勤记录。通过有目的、有计划认真仔细的观察，及时、准确地掌握和预见病情变化，为危重病人的抢救赢得时间。

三、病情观察的方法

在对病人的病情进行观察时，护士可以运用各种感觉器官，以达到全面准确收集病人资料的目的。此外，护士还可以利用相应的辅助仪器，监测病人病情变化的指标。

（一）视诊

是最基本的检查方法之一，即用视觉来观察病人全身和局部状态的检查方法。视诊可以观察到病人全身的状态，如年龄、性别、营养状况等；从病人入院直至出院，通过连续或间断的观察，可以了解病人的意识状态，面部表情，姿势体位，肢体活动情况，皮肤、呼吸、循环状况，分泌物、排泄物的性状、数量以及病人与疾病相关的症状、体征等一系列情况，并随时注意观察病人的反应及病情变化，以便及时调整观察的重点。

（二）听诊

是利用耳直接或借助听诊器或其他仪器听取病人身体各个部分发出的声音，分析判断声音所代表的不同含义。通过耳可以直接听到病人发出的声音，如听到咳嗽，可以通过咳嗽的不同声音、音调，发生持续的时间，剧烈的程度以及声音的改变来分析病人疾病的状态。借助听诊器可以听到病人的心音、心率、呼吸音、肠鸣音等。

（三）触诊

是通过手的感觉来感知病人身体某部位有无异常的检查方法。例如用触诊来了解所触及体表的温度、湿度、弹性、光滑度、柔软度及脏器的外形、大小、软硬度、移动度和波动感等。

（四）叩诊

是指通过手指叩击或手掌拍击被检查部位体表，使之震动而产生音响，根据所感到的震动和所听到的音响特点来了解被检查部位脏器的大小、形状、位置及密度，如确定肺下界、心界大小、有无腹水及腹水的量等。

（五）嗅诊

是指利用嗅觉来辨别病人的各种气味，判断与其健康状况关系的一种检查方法。病人的气味可以来自皮肤、黏膜、呼吸道、胃肠道以及分泌物、呕吐物、排泄物等。

对病人病情的观察除了以上常用的 5 种方法外，还可以通过与医生、家属、亲友的交流、床边和书面交接班、阅读病历、检验报告、会诊报告及其他相关资料，获取有关病情的信息，达到对病人疾病全面、细致观察的目的。

四、病情观察的内容

（一）一般情况的观察

1. 发育与体型

发育状态通常以年龄与智力、体格成长状态（如身高、体重及第二性征）之间的关系来进行综合判断。成人发育正常状态的判断指标常包括：头部的长度为身高的 1/8~1/7；胸围约为身高的 1/2；双上肢展开的长度约等于身高；坐高约等于下肢的长度。体型是身体各部发育的外观表现，包括骨骼、肌肉的成长与脂肪分布的状态等。临床上把成人的体型分为三种：①均称型（正力型）：即身体各部分匀称适中；②瘦长型（无力型）：身体瘦长，颈长肩窄，胸廓扁平，腹上角<90°；③矮胖型（超力型）：身短粗壮，颈粗肩宽，胸廓宽厚，腹上角>90°。

2. 饮食与营养状态

饮食在疾病治疗中占重要地位，并在对疾病的诊断、治疗中发挥一定作用。因此应注意观察病人的食欲、食量、进食后反应、饮食习惯，有无特殊嗜好或偏食等情况。营养状态通常可根据皮肤的光泽度、弹性，毛发指甲的润泽程度，皮下脂肪的丰满程度，肌肉的发育状况等综合判断。营养状态与食物的摄入、消化、吸收和代谢等因素有关，是判断机体健康状况、疾病程度以及转归的重要指标之一。

3. 面容与表情

疾病及情绪变化可引起面容与表情的变化。一般情况下，健康的人表情自然、大方，神态安逸。患病后，通常可表现为痛苦、忧虑、疲惫或烦躁等面容与表情。某些疾病发展到一定程度时，可出现特征性的面容与表情。临床上常见的典型面容包括：①急性病容；表现为表情痛苦、面颊潮红、呼吸急促、鼻翼扇动、口唇疱疹等，一般见于急性感染性疾病，如肺炎球菌肺炎的病人；②慢性病容：表现为面色苍白或灰暗，面容憔悴，目光暗淡、消瘦无力等，常见于慢性消耗性疾病，如恶性肿瘤、肝硬化、严重结核病等病人；③二尖瓣面容：表现为双颊紫红，口唇发绀，一般见于风湿性心脏病病人；④贫血面容：表现为面色苍白，唇舌及结膜色淡，表情疲惫乏力，见于各种类型的贫血病人。除了以上这四种典型面容外，临床上还有甲状腺功能亢进面容、满月面容、脱水面容以及面具面容等。

4. 体位

是指身体在休息时所处的状态。临床常见体位有：自主体位、被动体位、强迫体位。病人的体位与疾病有着密切的联系，不同的疾病可使病人采取不同的体位，有时对某些疾病的诊断具有一定意义。如：昏迷或极度衰竭的病人，由于不能自行调整或变换肢体的位置，呈被动卧位；胆石症、肠绞痛的病人，在腹痛发作时，常辗转反侧，坐卧不宁，病人常常采用强迫体位。

5. 姿势与步态

姿势即指一个人的举止状态，依靠骨骼、肌肉的紧张度来保持，并受健康状态及精神状态的影响。健康成人躯干端正，肢体动作灵活自如。患病时可以出现特殊的姿势，如腹痛时病人常捧腹而行，腰部扭伤身体的活动度受限，病人保持特定的姿势。步态是指一个人走动时所表现的姿态，年龄、是否受过训练等因素会影响一个人的步态。常见的异常步态有：蹒跚步态（鸭步）、醉酒步态、共济失调步态、慌张步态、剪刀步态、间歇性跛行和保护性跛行等。

6. 皮肤与黏膜

皮肤、黏膜常可反映某些全身疾病的情况。主要应观察其颜色、温度、湿度、弹性及有无出血、水肿、皮疹、皮下结节、囊肿等情况。如贫血病人，其口唇、结膜、指甲苍白；肺心病、心力衰竭等缺氧病人，其口唇、面颊、鼻尖等部位发绀；热性病皮肤发红；休克病人皮肤湿冷；严重脱水、甲状腺功能减退者，皮肤弹性差；心源性水肿，可表现为下肢和全身水肿；肾性水肿，多于晨起眼睑、颜面水肿。

（二）生命体征的观察

生命体征的观察贯穿于对病人护理的全过程，在病人病情观察中占据重要的地位。体温、脉搏、呼吸、血压均受大脑皮层的控制和神经、体液的调节，保持其相对恒定。当机体患病时，生命体征变化最为敏感，若体温不升多见于大出血休克病人；体温过高排除感染因素外，夏季应考虑是否因中暑所致；脉搏节律改变多为严重心脏病、药物中毒、电解质紊乱等原因所致；出现周期性呼吸困难多为呼吸中枢兴奋性降低引起；收缩压、舒张压持续升高，应警惕发生高血压危象。

（三）意识状态的观察

意识状态是大脑功能活动的综合表现，是对环境的知觉状态。正常人应表现为意识清晰，反应敏捷、准确，语言流畅、准确，思维合理，情感活动正常，对时间、地点、人物的判断力和定向力正常。意识障碍是指个体对外界环境刺激缺乏正常反应的一种精神状态。任何原因引起大脑高级神经中枢功能损害时，都可出现意识障碍。表现为对自身及外界环境的认识及记忆、思维、定向力、知觉、情感等精神活动的不同程度的异常改变。意识障碍一般可分为：

1. 嗜睡

是最轻度的意识障碍。病人处于持续睡眠状态，但能被言语或轻度刺激唤醒，醒后能正确、简单而缓慢地回答问题，但反应迟钝，刺激去除后又很快入睡。

2. 意识模糊

其程度较嗜睡深，表现为思维和语言不连贯，对时间、地点、人物的定向力完全或部分发生障碍，可有错觉、幻觉、躁动不安、谵语或精神错乱。

3. 昏睡

病人处于熟睡状态，不易唤醒。压迫眶上神经、摇动身体等强刺激可被唤醒，醒后答话含糊或答非所问，停止刺激后即又进入熟睡状态。

4. 昏迷

是最严重的意识障碍，表现为意识持续的中断或完全丧失，按其程度可分为：①轻度昏迷：意识大部分丧失，无自主运动，对声、光刺激无反应，对疼痛刺激（如压迫眶上缘）可有痛苦表情及躲避反应。瞳孔对光反射、角膜反射、眼球运动、吞咽反射、咳嗽反射等可存在；②中度昏迷：对周围事物及各种刺激均无反应，对于剧烈刺激可出现防御反射。角膜反射减弱，瞳孔对光反射迟钝，眼球无转动；③深度昏迷：全身肌肉松弛，对各种刺激均无反应。深、浅反射均消失。

（四）瞳孔的观察

瞳孔的变化是许多疾病，尤其是颅内疾病、药物中毒、昏迷等病情变化的一个重要指征。观察瞳孔要注意两侧瞳孔的形状、对称性、边缘、大小及对光反应。

1. 形状、大小和对称性

正常瞳孔呈圆形，位置居中，边缘整齐，两侧等大等圆。瞳孔的形状改变常可因眼科疾病引起。如瞳孔呈椭圆形并伴散大，常见于青光眼等；呈不规则形，常见于虹膜粘连。在自然光线下，正常瞳孔直径为 2~5mm，调节反射两侧相等。病理情况下，瞳孔的大小可出现变化：①缩小：瞳孔缩小是指直径小于 2mm，如果瞳孔直径小于 1mm 称为针尖样瞳孔；单侧瞳孔缩小常提示同侧小脑幕裂孔疝早期；双侧瞳孔缩小，常见于有机磷农药、氯丙嗪、吗啡等中毒；②变大：瞳孔散大是指瞳孔直径大于 5mm。一侧瞳孔扩大、固定，常提示同侧颅内病变（如颅内血肿、脑肿瘤等）所致的小脑幕裂孔疝的发生；双侧瞳孔散大，常见于颅内压增高、颅脑损伤、颠茄类药物中毒及濒死状态。

2. 对光反应

正常瞳孔对光反应灵敏，并于光亮处瞳孔收缩，昏暗处瞳孔扩大。当瞳孔大小不随光线刺激而变化时，称瞳孔对光反应消失，常见于危重或深昏迷病人。

（五）心理状态的观察

病人的心理状态是一般心理状态和患病时特殊心理状态的整合，如一般心理状态中的注意力、情绪、认知、动机和意志状态，与患病的适应状态的统一。因此应从病人对健康的理解、对疾病的认识、处理和解决问题的能力、对疾病和住院的反应、价值观、信念等方面来观察其语言和非语言行为、思维能力、认知能力、情绪状态、感知情况等是否处于正常状态，是否出现记忆力减退，思维混乱，反应迟钝，语言、行为异常等情况及有无焦虑、恐惧、绝望、忧郁等情绪反应。

第二节　危重症病人的管理

危重症病人是指那些病情严重，随时可发生生命危险的病人。这些病人通常患有多脏器功能不全，病情重而且复杂，病情变化快，随时会有生命危险，故而需要严密的、连续的病情观察和全面的监护与治疗。对危重症病人的抢救是医疗、护理的重要任务之一，因此必须做好全面、充分的准备工作，并且需要常备不懈，只有这样才能在遇有急危重病人时，全力以赴，及时地进行抢救，以挽救病人的生命。

一、抢救工作的组织管理与抢救设备管理

（一）抢救工作的组织管理

抢救工作也是一项系统化的工程，对抢救工作的组织管理是使抢救工作及时、准确、有效进行的保证。

1. 建立责任明确的系统组织结构

在接到抢救任务时，应立即指定抢救负责人，组成抢救小组，一般可分为全院性和科室（病区）性抢救两种。全院性抢救常用于大型灾难等突发情况，由院长（医疗院长）组织实施，各科室均参与抢救工作。科室内的抢救一般由科主任、护士长负责组织实施，各级医务人员必须听从指挥，在抢救过程中态度要严肃、认真，动作迅速准确，既要分工明确，又要密切配合。抢救时护士可在医生未到之前，根据病情需要，予以适当、及时的紧急处理，如止血、吸氧、吸痰、人工呼吸、胸外心脏按压、建立静脉通道等。

2. 制定抢救方案

根据病人情况，制订方案，护士应参与抢救方案的制订，使危重症病人能及时、迅速得到抢救。护士应根据病人的情况和抢救方案制订出抢救护理计划，明确护理诊断与预期目标，确定护理措施，解决病人现存的或潜在的健康问题。

3. 做好核对工作

各种急救药物须经两人核对，核对正确方可使用。执行口头医嘱时，须向医生复述一遍，双方确认无误后方可执行，抢救完毕需及时由医生补写医嘱和处

方。抢救中各种药物的空安瓿、输液空瓶、输血空瓶（袋）等应集中放置，以便统计和查对。

4. 及时、准确做好各项记录

一切抢救工作均应做好记录，要求字迹清晰、及时准确、详细全面，且注明执行时间与执行者。做好交接班工作，保证抢救和护理措施的落实。

5. 医护密切配合

安排护士参加医生组织的查房、会诊、病例讨论，使其熟悉危重症病人的病情、重点监测项目及抢救过程，做到心中有数、配合恰当。

6. 抢救室内抢救器械和药品管理

严格执行"五定"制度，即定数量、定点安置、定专人管理、定期消毒灭菌、定期检查维修，保证抢救时使用；室内物品一律不得外借，值班护士班班交接，并做记录。护士还应熟悉抢救器械的性能和使用方法，并能排除一般故障，保证急救物品完好率。

7. 抢救用物的日常维护

抢救用物使用后，要及时清理，归还原处，并及时补充，要保持清洁、整齐。如抢救传染病病人，应按传染病要求进行消毒、处理，严格控制交叉感染。

（二）抢救设备管理

急诊室和病区均应设单独抢救室。病区抢救室宜设在靠近护士办公室的房间内。要求宽敞、整洁、安静、光线充足。室内应备有"五机"（心电图机、洗胃机、呼吸机、除颤仪、吸引器）、"八包"（腰穿包、心穿包、胸穿包、腹穿包、静脉切开包、气管切开包、缝合包、导尿包）以及各种急救药品及抢救床。在抢救室内应设计环形输液轨道及各种急救设备。

1. 抢救床

最好为多功能床，必要时另备木板一块，以备在做胸外心脏按压时使用。

2. 抢救车

应按照要求配置各种常用急救药品、急救用无菌物品以及其他急救用物。如各种无菌急救包、各种注射器及针头、输液器及输液针头、输血器及输血针头、开口器、压舌板、舌钳、牙垫、各种型号的医用橡胶手套、各种型号及用途的橡胶或硅胶导管、无菌治疗巾、无菌敷料、皮肤消毒用物等。其他非无菌用物，如治疗盘、血压计、听诊器、手电筒、止血带、玻璃接头、夹板、宽胶布、火柴、酒精灯、多头电源插座等。

3. 急救器械

应保证各种急救器械的完好，包括给氧系统（氧气筒和/或给氧装置或中心供氧系统、加压给氧设备），电动吸引器或中心负压吸引装置，电除颤仪、心脏起搏器、心电监护仪，简易呼吸器、呼吸机，电动洗胃机等。

二、危重症病人的护理

对于危重症病人的护理，护士不仅要注重高技术性的护理，同时也不能忽视病人的基础生理需要，它是危重症护理的重要工作内容之一，其目的是满足病人的基本生理功能、基本生活需要、舒适安全的需求，预防压疮、坠积性肺炎、失用性萎缩、退化及静脉血栓形成等并发症的发生。护士应全面、仔细、缜密地观察病情，判断疾病转归。必要时设专人护理，并于护理记录单上详细记录观察结果、治疗经过、护理措施，以供医护人员进一步诊疗、护理时作参考。

（一）危重症病人的病情监测

危重症病人由于病情危重、病情变化快，因此对其各系统功能进行持续监测可以动态了解病人整体状态、疾病危险程度以及各系统脏器的损害程度，对及时发现病情变化、及时诊断和抢救处理极为重要。危重症病人病情监测的内容较多，最基本的是中枢神经系统、循环系统、呼吸系统、肾功能及体温的监测。

1. 中枢神经系统监测

包括意识水平监测、电生理监测如脑电图、影像学监测如 CT 与 MRI、颅内压测定和脑死亡的判定等。

2. 循环系统监测

包括心率、心律、无创和有创动脉血压、心电功能和血流动力功能监测如中心静脉压、肺动脉压、肺动脉楔压、心排量及心脏指数等。

3. 呼吸系统监测

包括呼吸运动、频率、节律、呼吸音、潮气量、无效腔量、呼气压力测定、肺胸顺应性监测；痰液的性质、量、痰培养的结果；血气分析。其中血气分析是较重要的监测手段之一，护士应了解其各项指标的正常值及其意义。

4. 肾功能监测

肾脏是调节体液的重要器官，它负责保留体内所需物质、排泄代谢产物、维持水电解质平衡及细胞内外渗透压平衡，同时它也是最易受损的器官之一，因而对其功能的监测有重要意义。包括尿量，血、尿钠浓度，血、尿的尿素氮，血尿肌酐、血肌酐清除率测定等。

5. 体温监测

是一项简便易行、反映病情缓解或恶化的可靠指标，也是代谢率的指标。正常人体温较恒定，当代谢旺盛、感染、创伤、手术后体温多有升高，而极重度或临终病人体温反而下降。

（二）保持呼吸道通畅

清醒病人应鼓励其定时做深呼吸或轻拍背部，以助分泌物咳出。昏迷病人常因咳嗽、吞咽反射减弱或消失，呼吸道分泌物及唾液等积聚喉头，而引起呼吸困难甚至窒息，故应使病人头偏向一侧，及时吸出呼吸道分泌物，保持呼吸道通畅。并通过呼吸咳嗽训练、肺部物理治疗、吸痰等，预防分泌物淤积、坠积性肺炎及肺不张等。

（三）加强临床基础护理

1. 维持清洁

（1）眼部护理：对眼睑不能自行闭合者应注意眼睛护理，可涂眼药膏或覆盖油性纱布，以防角膜干燥而致溃疡、结膜炎。

（2）口腔护理：保持口腔卫生，增进食欲。对不能经口腔进食者，更应做好口腔护理，防止发生口腔炎症、口腔溃疡、腮腺炎、中耳炎、口臭等。

（3）皮肤护理：危重症病人由于长期卧床、大小便失禁、大量出汗、营养不良及应激等因素，有发生压疮的危险。故应加强皮肤护理，做到"六勤一注意"，即：勤观察、勤翻身、勤擦洗、勤按摩、勤更换、勤整理，注意交接班。

2. 协助活动

病情平稳时，应尽早协助病人进行被动肢体运动，每天2~3次，轮流将病人的肢体进行伸屈、内收、外展、内旋、外旋等活动，并同时做按摩，以促进血液循环，增加肌肉张力，帮助恢复功能，预防肌腱、韧带退化、肌肉萎缩、关节僵直、静脉血栓形成和足下垂的发生。

3. 补充营养和水分

危重症病人机体分解代谢增强，消耗大，对营养物质的需要量增加，而病人多胃纳不佳，消化功能减退，为保证病人有足够营养和水分，维持体液平衡，应设法增加病人饮食，并协助自理缺陷的病人进食，对不能进食者，可采用鼻饲或完全胃肠外营养。对大量引流或额外体液丧失等水分丢失较多的病人，应注意补充足够的水分。

4. 维持排泄功能

协助病人大小便，必要时给予人工通便及在无菌操作下行导尿术。留置尿管者执行尿管护理常规。

5. 保持导管通畅

危重症病人身上有时会有多根引流管，应注意妥善固定、安全放置，防止扭曲、受压、堵塞、脱落，保持其通畅，发挥其应有的作用。同时注意严格执行无菌操作技术，防止逆行感染。

6. 确保病人安全

对谵妄、躁动和意识障碍的病人，要注意安全，合理使用保护具；防止意外发生。牙关紧闭、抽搐的病人，可用牙垫、开口器，防止舌咬伤，同时室内光线宜暗，工作人员动作要轻，避免因外界刺激而引起抽搐。准确执行医嘱，确保病人的医疗安全。

（四）危重症病人的心理护理

在对危重症病人进行抢救的过程中，由于各种因素的影响，会导致病人产生极大的心理压力。这些因素包括：①病情危重而产生对死亡的恐惧；②突然在短时间内丧失对周围环境和个人身体功能的控制，完全依赖于他人；③不断地进行身体检查，甚至触及身体隐私部分；④突然置身于一个完全陌生的环境；⑤治疗仪器所产生的声音、影像、灯光等对病人的刺激；⑥因气管插管和呼吸机治疗而引起的沟通障碍等。病人的家人也会因自己所爱的人的生命受到威胁而经历一系列心理应激反应，因而，心理护理是护士的重要职责之一。护士应做到：

（1）表现出对病人的关心、同情、尊重和接受。态度要和蔼、宽容、诚恳。

（2）在任何操作前向病人做简单、清晰的解释。语言应精练、贴切、易于理解；举止应沉着、稳重；操作应娴熟认真、一丝不苟，给病人充分的信赖感和安全感。

（3）保证与病人有效沟通，对因人工气道或呼吸机治疗而出现语言沟通障碍者，应与病人建立其他有效的沟通方式，保证与病人的有效沟通。鼓励病人表达他的感受，并让病人了解自己的病情和治疗情况。

（4）鼓励病人参与自我护理活动和治疗方法的选择。

（5）尽可能多地采取"治疗性触摸"。这种触摸可以引起病人注意，传递关心、支持或接收的信息给病人，可以帮助病人指明疼痛部位确认他们身体一部分的完整性和感觉的存在。

（6）鼓励家属及亲友探视病人，与病人沟通，向病人传递爱、关心与支持。减少环境因素刺激，病室光线宜柔和，夜间减低灯光亮度，使病人有昼夜差别感，防止睡眠剥夺。病室内应安静，尽量降低各种机器发出的噪声，工作人员应做到"四轻"，即说话轻、走路轻、操作轻、关门轻。在病室内适当位置悬挂时钟，令病人有时间概念；在操作检查治疗时使用床帘，注意保护病人隐私。

参考文献

[1] 陈安民,徐永健. 医院感染预防与控制指南[M]. 北京:科学出版社,2013.

[2] 蔡东联. 实用营养师手册[M]. 上海:第二军医大学出版社,1998.

[3] 蔡威,邵玉芬. 现代营养学[M]. 上海:复旦大学出版社,2010.

[4] 曹伟新. 外科护理学[M].3版. 北京:人民军医出版社,2002.

[5] 陈桂涛,宫新华,吴桂玲. 医院用新型多功能病床[J]. 临床工程,2010,25
(7):105-106.

[6] 陈建国. 药理学[M]. 北京:科学出版社,2007.

[7] 陈蕾,李伟长. 临终关怀与安乐死曙光[M]. 北京:中国工人出版社,2004.

[8] 陈宁,叶陈前. 实用疼痛治疗手册[M]. 北京:北京医科大学和医科大学联
合出版社,1995.

[9] 陈皮. 睡眠的革命[M]. 北京:经济管理出版社,2008.